实用临床护理应急预案与流程

主　编：丁淑贞　　郝春艳
副主编：陈正女　　谷春梅　　随永红　　沈　桐

编　者：林朝虹　桑　琳　杨清华　张雪娇
　　　　庄长娟　丁明珠　沈　桐　翟　艳
　　　　吕慧彦　赵　卉　王秀凤　陆晓昱
　　　　王　京　陶迎霞　丁淑贞　陈正女
　　　　谷春梅　张　琦　白雅君　于雷均
　　　　郝春艳　随永红　郑淑敏

U0224292

中国协和医科大学出版社

图书在版编目（CIP）数据

实用临床护理应急预案与流程／丁淑贞，郝春艳主编. —北京：中国协和医科大学出版社，2013.8

ISBN 978-7-81136-873-4

I. ①实… II. ①丁… ②郝… III. ①护理学 IV. ①R47

中国版本图书馆 CIP 数据核字（2013）第 124432 号

实用临床护理应急预案与流程

主　　编：丁淑贞　郝春艳

责任编辑：吴桂梅

出版发行：**中国协和医科大学出版社**
　　　　　（北京东单三条九号　邮编 100730　电话 65260431）

网　　址：www. pumcp. com

经　　销：新华书店总店北京发行所

印　　刷：北京朝阳印刷厂有限责任公司

开　　本：700×1000　1/16 开

印　　张：17

字　　数：260 千字

版　　次：2014 年 1 月第 1 版

印　　次：2018 年 9 月第 2 次印刷

定　　价：36.00 元

ISBN 978-7-81136-873-4

内 容 简 介

本书分为八章，以临床护理工作为主线，对常见的各类应急预案及护理工作实施中的告知流程等内容进行了全面、系统、详细的叙述。内容包括护理应急预案概述、各护理单元应急预案与流程、专科护理应急预案与流程、常见院前急救应急预案与流程、护理工作实施中的告知流程、各种仪器的安全使用与流程、护理工作关键环节流程规范及常见突发公共事件的救治流程等。本书适合医院护理人员及管理者学习使用，也适合实习护士和护理院校师生参考。

前　言

　　应急是指针对可能或已经发生的意外事件或危险进行科学评估，并采取迅速、有效、有序、可行的应对行动的全过程。临床应急泛指临床医学对所面临的各种危及生命健康的危险而采取的非常态的紧急医疗应对过程。临床应急的重要组成部分就是护理应急，护理应急也是护理管理的重要内容。其应急预案与流程对护理安全起着"防微杜渐"的积极作用，对维护患者的健康及生命，防止二次损伤，减轻痛苦，减少致残、致死率及预防护患纠纷及事故的发生，都有着极其重要的意义。鉴于此，第41届南丁格尔奖章获得者丁淑贞教授，组织具有临床丰富工作经验的资深作者，共同编写了这本《实用临床护理应急预案与流程》，本书的编写目的是提高护理人员的应急能力、救护水平和护理安全管理水平，满足临床护理工作的实际需要。

　　本书内容共八章，立足于以人为本的护理理念，结合临床护理工作的实际情况编写，突出简单、易懂、实用的特点，步骤清晰，可操作性强，可最大限度地满足护理工作与患者实际的需要，也为提高护理服务的安全性、有效性、优质性提供了依据。适合医院护理人员及管理者学习使用，对实习护士和护理院校师生也有参考。

　　虽然众位编者临床实践经验丰富，同时也参考了大量的护理书籍和资料，但因护理应急受制于大量不确定因素，因此，疏漏和错误之处在所难免，恳请广大读者批评指正，并提出宝贵建议，在此一并表示深切的感谢。

编　者
2013 年 3 月

目 录

第一章 护理应急预案概述

第一节 护理应急预案的基本概念

一、应急预案的概念

应急预案也称应急计划或应急救援预案，是针对可能发生的重大事故（件）或灾难，为了保证迅速、有序、有效地开展应急与救援行动、降低事故的损失而预先制订的一套有关应对和从应急事件中恢复的有关计划或方案。应急预案是一个过程，该过程需要确定目标，制订发展策略、管理办法和详尽的实施计划。联合国的一项调查显示，应急预案会使突发事件中人员的死亡率减少 2/3，甚至更多。应急预案源于国际、国家对突发意外事件的处理及应对方案。应急预案一般分为国家应急预案和企业应急预案，企业应急预案中包括护理应急预案。

2003 年的"非典（SARS）"危机对我国传统的突发公共事件应急管理体系提出了严峻的挑战，党中央、国务院在深刻总结历史经验和科学分析公共安全形势的基础上审时度势，做出了全面加强应急管理工作的重大决策，我国应急体系建设进入了一个崭新的转折点。经过几年的不懈努力，我国"一案三制"的应急体系基本建立（"一案"是指制订、修订应急预案；"三制"是指建立、健全、应急管理的体制、机制和法制），同时取得了显著的成效，例如在禽流感的流行时期，由于有了科学的应对方案和充分的准备，使高致病性禽流感得到及时、有效的控制。

二、护理应急预案的概念

护理应急预案是在国家卫生部、医院整体应对突发事件预案的基础上，针对护理工作的专业性、特殊性所造成的风险而制订的处理流程和有效措施。护理应急预案的制订在很大程度上规范了护士在遇到紧急情况时应采取的应急措施，将危及患者健康和生命安全的风险降到最小、最低，能有效规避风险，并培养护士的应急能力。

第二节　护理应急预案的范围

一、院内应急预案

院内应急预案是指对住院患者在发生突发意外情况时所采取的应急性医疗措施。

1. 应急范围

（1）住院患者处于紧急状态时，如发生输液（血）反应、青霉素过敏、猝死、晕厥、坠床等。

（2）仪器设备发生故障时引发对住院患者的损害。

（3）突发意外时，如病房发生停水、停电、火灾、地震时对住院患者施救等。

2. 应急原则

（1）严格执行报告制度，明确分级负责、统一协调救治的原则。

（2）迅速启动应急处理程序和方法，将突发意外对患者的损伤减少到最小、最低，或将突发意外消除在萌芽状态，使突发意外控制在局部，防止事故扩大或蔓延。

3. 应急程序　院内应急预案程序见图 1-1：

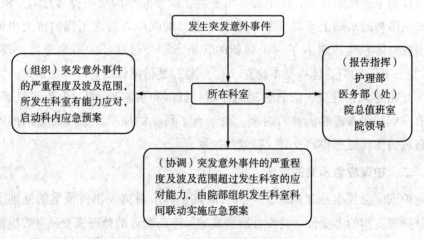

图 1-1　院内应急预案程序

二、院前应急预案

院前应急预案是指对需要急救的患者、伤病员，从发生伤病到来院前一段时间所采取的应急性医疗措施。院前应急预案包括现场急救和途中急救。

1. 急救对象　院前急救对象包括新发传染病患者、烈性传染病患者、急危重症患者，社会安全事件、公共卫生事件、事故灾难、自然灾害等导致的伤病员。

2. 急救基本原则　牢固树立"时间就是生命"的观念，争分夺秒赶赴现场并抢救患者，防止患者的病情继续恶化，为患者在医院的后续治疗创造良好的条件；现场急救时，由于人力、设备、药品等条件所限，所以处置时应以对症治疗为主，病因治疗为辅，特别应注意心脑肺功能的复苏；应根据病情的严重程度，分清主次、轻重缓急进行，首先应处理活动性出血、昏迷、呼吸道梗阻及严重的开放性损伤；妥善运用通气、止血、包扎、固定和搬运五大技术，严密观察患者的意识、血压、脉搏、呼吸情况，发现异常及时处置。

3. 急救程序　院前应急预案程序见图1-2：

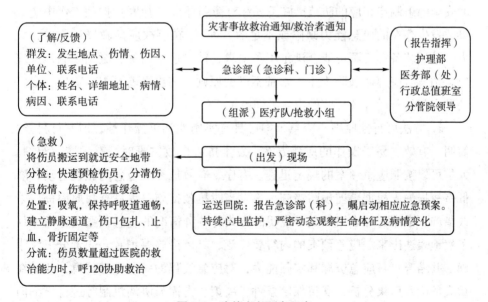

图 1-2　院前应急预案程序

第三节 护理应急预案制订的原则

1. 目的明确性原则 应急预案是专门为应对各种突发意外事件所制订的应急处理程序及方案，其目的是把保障患者健康和生命安全作为首要任务，把突发意外事件所造成的损失降到最低。坚持平时预防和突发时应急处理相结合、常态和非常态相结合，以"患者为中心"，维护患者的安全利益，做好应对各种突发意外事件的各项准备工作。

2. 内容针对性原则 针对性是评审应急预案是否针对可能发生的事故类别、风险发生的主体、重点岗位职责的准则之一，其针对性主要体现在：①在制订护理应急预案时，就应对工作中可能发生的各类事故进行评估和识别，并根据执行者的职责、应具备的条件和医院的实际情况制订切实可行的应急预案。②针对风险发生的主体——患者、医护人员、仪器设备，制订相应的应急预案。如患者的基础疾病的变化、对所患疾病的认知程度较浅、年龄较大、健康状况较差等；医护人员的工作责任心不强、技术操作水平偏低等；仪器设备陈旧、性能较差及不配套程度等，制订应急预案时应针对以上列举的安全隐患制定相应的防范措施。③针对薄弱环节（指医疗护理工作中应对事故发生存在的应急能力缺陷或不足的方面），在事故应急救援过程中，人力、救援装备等资源可能会满足不了要求，针对这些情况，医院在制订护理应急预案时应遵循预防为主、常备不懈的原则，突出事前预警、响应、应急处理和事件善后等各环节的应急工作措施。

3. 方法可行性原则 应急预案应具有实用性和可操作性，即制订科学、简明、有效、易于操作的应急方案。发生重大事故灾难时，有关应急组织、人员可以按照应急预案的规定迅速、有序、有效地开展应急与救援行动，降低事故损失。根据事前预防措施、事发当时抢救措施、事后查找原因提出整改措施，采用树形表格加文字说明的方式将各种情况的应急预案具体而一目了然地表达出来。应急预案的内容要广泛，具体措施要细致，职责分工要明确。并结合自身应急资源和实际能力，对应急过程的一些关键信息，如潜在重大危险及后果分析、支持保障条件、决策、指挥与协调机制等进行详细而系统的描述。同时，各责任方应确保重大事故应急所需的人力、设施和设备、财政支持以及其他必要资源。建立标准化、规范化和程序化的应急预案，可以减少盲目性和随机性，缩短抢救时间。

4. 人员专业性原则　护理应急预案是在护理部指定的有一定临床经验和高级职称的各专科护士长撰写的基础上，由护理部组织人员讨论和研究后补充、完善。护理应急预案编制小组成员都应具有丰富的护理专业临床工作经历。

第四节　护理应急预案制订的程序

应急预案的最根本目的在于未雨绸缪、防患于未然。通过护理预案的制订，确保一旦发生突发事件时，医院、科室能够迅捷有序、高效组织、快速应对、临危不乱。

1. 成立应急预案编制小组　成立护理应急预案编制小组。小组由护理部领导及分级、分类护理人员若干名组成，明确并制订护理应急预案的目的和意义，讨论预案的编制提纲，落实执笔者在预案的编制过程中及编制完成之后应征求医院领导及上级机关的意见。

2. 风险分析　一是收集分析资料：由护理部组织应急预案编制小组收集分析医院各科室近3~5年的各种资料，包括护士长工作手册、护理差错事故登记本、药物不良反应及护患纠纷记录本、危重患者死亡讨论记录、护理质量分析记录、带教记录、实习生考核记录等，找出医院存在的主要不安全因素、薄弱环节以及规章制度欠完善等各种问题。二是确定问题：将资料进行分析、归类，认真查找存在的护理风险、安全隐患，讨论确定影响各科室护理工作中最主要的不安全因素和需要解决的问题。

3. 编制应急预案　针对事故存在的问题，确定相应的防范措施，措施应可行有效，客观评价护理应急能力所需要的资源与能力是否配备齐全，编制护理应急预案体系，制订相关应急预案和现场处置方案；充分征求预案相关科室意见，并有意见汇总及采纳情况记录。根据各科护士长负责制订某一单项的护理工作流程及应急预案，每个流程的制订均是一个护理程序的应用过程，即收集相关资料、提出重点程序、解决方案、评价方法的可行性。若某项计划成熟后，再经过小组审核、修改流程并确定其可行性。在讨论流程的可行性时，讨论的原则是如何对患者有利，重点分析流程中的步骤，分清主次，强调主要环节的实施步骤，找出原工作程序中的薄弱环节，增加、修改不合适的项目或步骤。经过讨论后的流程在实施过程中不断进行修改后再次集体讨论，完善并确定。在制订应急预案过程中，经过反复多次集体讨论，其效果并不在于制订了几个预案，而是在于制订和修改过程中各抒己见、统一思想，加强对护理风险的认识，明确回避风险的方案；系统学习系列相关知识，规范护理工作细节，将护理程序贯穿于整个护理工作中。

从预案的提出到方案的制订，充分调动了护理人员的工作积极性，同时激发了责任心和进取精神，并用实践去检验流程及预案的合理性、可行性。根据实施中反馈的意见加以修改和完善预案步骤，调整程序，或增加新内容，全方位满足患者需求，减少医疗风险及纠纷。

关于应急预案运行机制的研究是一个需要在实践中不断深入、持续改进的过程。在实践中我们发现，只有简约化的应急运行机制才能切实提高护理部应急综合能力，因此，我们应尽量减少不必要的中间环节，并通过流程图的形式使护理应急救援模式和流程一目了然且便于推广。由于应急管理在我国起步比较晚，加之应急管理又是一项巨大、综合、复杂及开放的系统工程，因此，如何建立和完善医院突发公共事件护理应急预案体系将是一项长期而又艰巨的工作。

4. 应急预案评审与发布　应急预案评审是应急预案管理工作中非常重要的一个环节。护理应急预案编制完成后，应当组织有关人员对应急预案进行系统评审，通过评审发现应急预案存在的缺陷和不足，并进行及时纠正，充分满足应急预案发布和实施的要求。护理应急预案的评审分为形式评审和要素评审，要素评审又分为一般要素评审和关键要素评审，便于在护理应急预案评审工作中进行和操作，从而提高应急预案评审的质量和效率。在护理应急预案评审完成之后，还应对评审中发现的重大事故及应急预案存在的缺陷和不足进行及时纠正，充分满足应急预案发布和实施的要求，使应急预案在重大事故的应急处置工作中发挥其重要作用。

5. 应急预案的实施　护理应急预案经过系统评审和领导批准后便可实施。在实施过程中应加强领导，精心组织，逐步推行，以保证流程管理的顺利实施。要求护士严格执行规章制度和工作职责，首先熟练掌握本人职责范围内的流程，随着实施时间的推移，要求护士熟练掌握本科室全部流程。已定的方案和流程下发科室，人手一册，遵照执行。定期召开专题会议，研讨预案在实施和演练过程中发现的不足及问题，并及时提出持续改进措施。

第五节　护理应急预案能力的培养

1. 护理管理者应急能力培养　护理管理者的应急意识、应急能力和运用应急预案的水平，直接影响到医院整体护理团队的应急效果。护理管理者在应对突发事件时，对人力调配预案、患者意外事件的处理流程等，必须熟练掌握并能有效应用，使自己在突发事件发生时对护理人力资源、护理设备资源做到心中有数、快速调配和有效指挥。

2. 护理人员应急技能培训　发生突发事件时，医护人员常常是第一时间到达现场参加救援的人员。他们的应急技能水平及处置能力对救治受伤人员、减少损失都起着重要的作用，因此，必须加强应急培训。护理部应根据医院的实际和护理团队的情况确定具体的培训目标、任务、制度和方法，定期进行应急处置相关知识及能力的培训和演练，不断提高护理人员的应急技能和反应速度。

第六节　护理应急预案在护理工作中的应用

1. 强化应急意识　临床护士是护理应急预案的直接实施者和责任者，因此，在思想认识上应强化应急意识，理解各种护理应急预案是保证患者生命安全、有效行使职业责任和社会责任的保障措施，在救护上应熟练掌握各项应急技能和应急措施，并以高度的职业责任感认真实施。

2. 履行职责　护士在应对突发事件时应熟练操作应急预案，服从指挥和调遣，发扬人道主义精神积极抢救，保护患者的生命安全，使自己有效执业并安全执业。预先明确工作职责及相关流程，保质保量完成本职任务，充分调动护士的工作积极性，体现护士的自身价值。通过标准化、规范化及程序化的护理应急预案的实施，增强护士的安全行护意识，规范护理行为，提高护士对差错的防范能力，减少护理工作的盲目性和随机性，降低护理差错及纠纷的发生率，以保障患者的安全，提高护理服务质量，保证医院正常工作秩序。

3. 持续改进，保障护理安全　护理应急预案的反复学习、修改、演练，进一步提高了护理人员的护理理论和技术水平，并提高了风险、法律、法规和自我保护意识，促使护理人员能够更自觉加强自身素质的培养，严格执行护理核心制度，加强服务意识，预防并减少护理纠纷。

第二章　各护理单元应急预案与流程

近年来，各类突发公共卫生事件明显增多，各种可预测和不可预测的突发事件随时都有可能发生。所谓突发事件，是指突然发生的人们没有预料和防范准备的事件。为此，国务院于 2003 年 5 月 9 日公布并实施了《突发公共卫生事件应急处理条例》，将我国突发公共卫生事件纳入到法制管理，促进我国医疗卫生机构在应对突发事件的处理上建立和完善相应机制，增强应对突发事件的能力。不过，《突发公共卫生事件应急处理条例》中对突发公共卫生事件的定义较为狭窄，主要指突然发生、造成或可能造成社会公众健康严重损害的重大传染病疫情、群体性不明原因疾病、重大食物和职业中毒以及其他严重影响公众健康的事件。而本书中研究和探讨的医院内突发事件的外延更大一些，还应包括患者病情突变，患者伤人、毁物、自伤、自杀，医疗纠纷等。

第一节　疾病突变的应急预案与流程

一、突发病情变化应急预案与流程

（一）应急预案

1. 发生病情变化，护士立即给予紧急处理、监测患者生命体征等。若患者发生心跳、呼吸骤停，立即行心肺复苏术，同时向主管医生或值班医生汇报。

2. 积极配合医生进行抢救。

3. 密切观察患者病情变化，做好护理记录。

4. 协助医生通知患者家属，如医护抢救工作紧张，可通知值班护士长，由其通知家属。

5. 严格执行上报流程。一旦发生，立即向护士长、科主任汇报。

6. 遇重大抢救或重要人物抢救，逐级向护士长、科护士长、护理部、科主任、医务处、院总值班汇报等。

（二）护理流程

患者突发病情变化的护理流程见图 2-1：

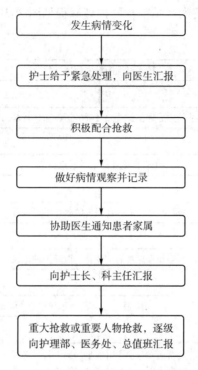

图 2-1　患者突发病情变化的护理流程

二、转运途中突发病情变化应急预案与流程

（一）应急预案

1. 发现患者突然发生病情变化，护士立即给予紧急处理，保持患者呼吸道畅通，安置合适的体位，同时请家属或护送工人到最近的医疗单元寻求帮助。

2. 有医生陪同时，配合医生立即给予紧急救治。

3. 必要时立即将患者送入途中最近的医疗单元实施急救。

4. 密切观察患者病情变化，做好护理记录。

5. 协助医生通知患者家属，如医护抢救工作紧张，可通知值班护士长，由其通知家属。

6. 及时通知病房主管医生、护士长，必要时报告医务处、护理部或院总值班。

（二）护理流程

患者在转运途中突发病情变化的护理流程见图 2-2：

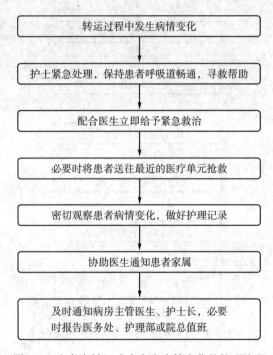

图 2-2　患者在转运途中突发病情变化的护理流程

三、突然发生猝死应急预案与流程

（一）应急预案

1. 快速判断患者反应及呼吸，确定心跳、呼吸停止，同时呼叫医生，如一人值班立即求助患者家属呼叫医生。

2. 清除患者口腔、鼻腔、呼吸道异物，保持呼吸道通畅。

3. 人工呼吸、胸外心脏按压，氧气吸入。

4. 行气管插管、呼吸气囊人工辅助呼吸或呼吸机辅助呼吸。

5. 建立双静脉通路，遵医嘱应用抢救药物及升压药。

6. 给予心电监护、心电图，观察患者心率、血压、呼吸、瞳孔、尿量变化，做好病情记录及抢救记录。

7. 心跳恢复后患者头部戴冰帽，大血管行经处放置冰袋冷敷。

8. 预防及处理各种并发症，如感染、电解质紊乱、脑水肿等。

9. 如尽最大努力后患者心跳、呼吸仍不能恢复，确定其死亡时间，做好尸体料理及家属的安抚工作。

（二）护理流程

患者突发猝死的护理流程见图 2-3：

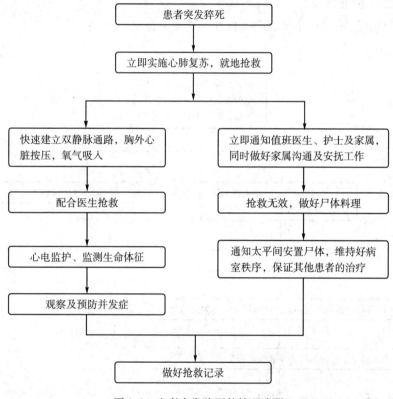

图 2-3　患者突发猝死的护理流程

四、输液过程中突然发生空气栓塞的应急抢救预案及程序

（一）应急预案

1. 发现输液器内出现气体或患者有空气栓塞症状，应立即关闭调节夹，阻止空气继续输入，更换输液器或排空输液器内残余气体。

2. 将患者置左侧卧位和头低足高位。

3. 通知值班医生及护士长。

4. 立即给予高流量氧气吸入。

5. 准备好抢救药品及物品，配合医生进行紧急抢救。

6. 遵医嘱给予药物治疗，如血管扩张药物和强心药物。

7. 密切观察患者病情变化。

8. 安慰患者，减少患者的紧张情绪。

9. 做好相关护理记录。

（二）护理流程

患者在输液过程中突发空气栓塞的护理流程见图 2-4：

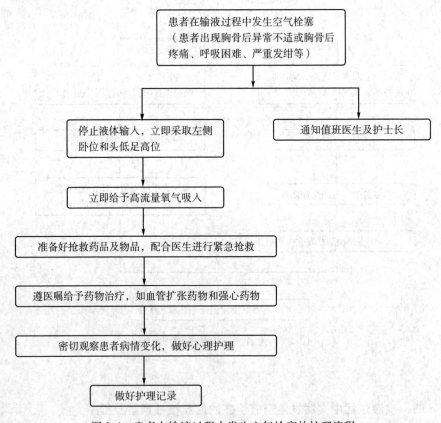

图 2-4　患者在输液过程中发生空气栓塞的护理流程

五、突发缺氧的应急预案与流程

（一）应急预案

1. 一旦发现患者出现面色发绀、呼吸困难等缺氧表现，嘱其立即平卧，清理呼吸道分泌物，保持呼吸道通畅，高流量吸氧。

2. 立即报告医生，积极配合医生抢救。

3. 评估患者的意识状态及缺氧原因，遵医嘱予对症处理。

4. 必要时行心肺复苏术，建立人工气道。

5. 密切观察患者病情变化，做好护理记录。

6. 做好患者及家属的心理护理。

（二）护理流程

患者突发缺氧的护理流程见图2-5：

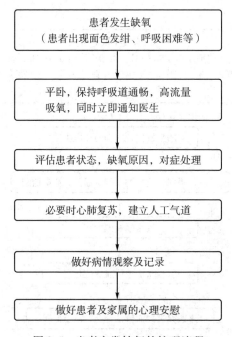

图 2-5　患者突发缺氧的护理流程

六、突发低血压的应急预案与流程

（一）应急预案

1. 测量血压，确认测量无误后立即通知医生。

2. 患者取平卧位，遵医嘱吸氧，建立两条静脉通路，给予心电监护。

3. 遵医嘱补液治疗，必要时用静脉输液泵控制输液速度。

4. 严密观察患者血压的动态变化。

5. 遵医嘱使用血管活性药物，如去甲肾上腺素、多巴胺等，加强保暖。

6. 观察患者的用药反应，遵医嘱调整药物用量。

7. 协助医生寻找低血压的发生原因，并对症处理。

8. 做好患者及家属的心理护理。

（二）护理流程

患者突发低血压的护理流程见图 2-6：

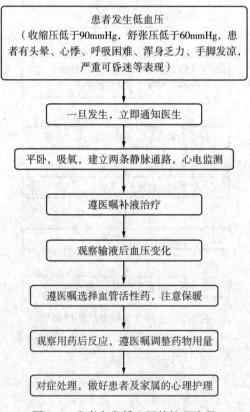

图 2-6　患者突发低血压的护理流程

七、突发高血压危象的应急预案与流程

（一）应急预案

1. 保持患者安静，绝对卧床休息，将床头抬高 30°，利于体位降压。

2. 建立静脉通路，遵医嘱给予降压药物及其他药物治疗。

3. 迅速降压，降压幅度视临床情况而定，一般将血压控制在（160~180）/（100~110）mmHg 较为安全。

4. 给予氧气吸入，一般为 2~4L/min，并保持呼吸道通畅。

5. 严密监测生命体征变化，包括血压下降幅度及速度、药物反应，神志、呼吸、心肾功能及瞳孔等。

6. 积极对因治疗，控制症状，防治并发症。

7. 做好患者及家属的心理护理。

（二）护理流程

患者突发高血压危象的护理流程见图 2-7：

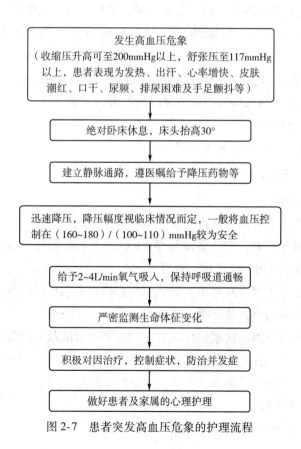

图 2-7　患者突发高血压危象的护理流程

八、突发低血糖的应急预案与流程

（一）应急预案

1. 怀疑低血糖时应立即测量血糖，确认患者血糖≤3.9mmol/L立即通知医生。

2. 患者取平卧位，遵医嘱吸氧，建立静脉通路。

3. 意识清楚者，立即口服15~20g糖类食品（葡萄糖为佳）。

4. 意识障碍者，遵医嘱给予50%葡萄糖液20ml静脉推注。

5. 严密监测血糖变化，遵医嘱每15分钟监测血糖一次。

6. 若血糖≤3.9mmol/L，再给予15g葡萄糖口服。

7. 若血糖在3.9mmol/L以上，但距离下一次就餐时间在1小时以上，给予含淀粉或蛋白质食物。

8. 若血糖仍≤3.0mmol/L，继续给予50%葡萄糖60ml静脉推注。若血糖未恢复正常，继续遵医嘱处理。

长效胰岛素及磺脲类药物所致低血糖，遵医嘱监测血糖24~48小时。

9. 低血糖恢复后，需继续监测患者血糖变化、神志变化，做好护理记录。

10. 积极配合医生寻找发生低血糖的原因，对症处理。

11. 做好患者和家属的心理护理以及患者的健康教育。

（二）护理流程

患者突发低血糖的护理流程见图2-8。

九、突发肺栓塞的应急预案与流程

（一）应急预案

1. 患者取适宜卧位，保持安静，报告医生。

2. 立即给予吸氧，调节氧流量至4~6L/min，保持呼吸道通畅，必要时建立人工气道，应用呼吸机辅助呼吸。

3. 做好心理护理，减轻患者的焦虑与恐惧，采取措施缓解患者疼痛。

4. 开放静脉通路，遵医嘱药物治疗。

5. 遵医嘱给予溶栓抗凝治疗，并定时监测患者的凝血功能等。

6. 积极抗休克治疗，防止心衰发生。

7. 必要时可行手术治疗。

（二）护理流程

患者突发肺栓塞的护理流程见图2-9。

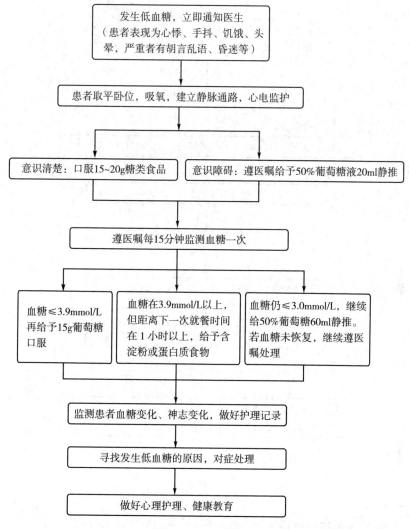

图 2-8　患者突发低血糖的护理流程

十、突发颅内压增高的应急预案与流程

（一）应急预案

1. 立即抬高床头 15°~30°，给予高流量吸氧，建立静脉通路，同时通知医生。

2. 遵医嘱立即给予脱水利尿剂及激素，常用 20% 甘露醇快速静脉滴注，呋塞米（速尿）20~40mg 静推，地塞米松 5~10mg 静脉注射，及时抽血生化送检。

3. 及时清除呼吸道分泌物，保持呼吸道通畅，必要时行气管切开，机械

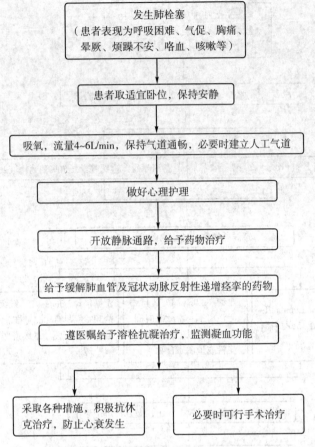

图 2-9　患者突发肺栓塞的护理流程

辅助呼吸。

4. 针对病因进行治疗。

5. 若处于脑疝早期，患者表现为烦躁不安、剧烈头痛、频繁呕吐，遵医嘱立即开放静脉通路，去枕平卧，头偏向一侧，保持呼吸道通畅。

6. 若脑疝形成，患者表现为瞳孔不等大、呼吸深快、肢体瘫痪、意识障碍程度加重。

7. 应遵医嘱加压输入甘露醇，急查血气分析、血常规，加大氧流量。

8. 若患者瞳孔未恢复、神志昏迷，心跳、呼吸停止，立即行心肺复苏术，必要时行气管插管或气管切开，呼吸机辅助呼吸。

9. 遵医嘱使用血管活性药物。观察患者用药后反应，遵医嘱调整药物用量。

10. 密切监测患者生命体征、瞳孔、意识变化。

11. 做好患者及家属的心理护理。

（二）护理流程

患者突发颅内压增高的护理流程见图 2-10：

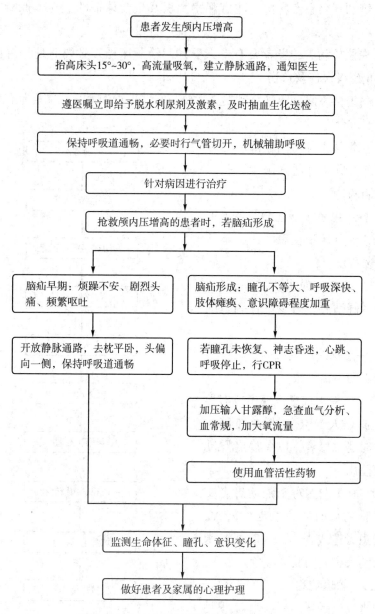

图 2-10　患者突发颅内压增高的护理流程

十一、发生躁动时的应急预案与流程

（一）应急预案

1. 护理人员应首先寻找患者发生躁动的原因，及时通知医生，给予相应的处理。

2. 密切观察患者病情，注意观察意识及生命体征的变化，保持呼吸道通畅。

3. 在监护病房的患者要有专人看护，给予床档，必要时使用保护性约束，防止患者误伤及自伤。

4. 对麻醉恢复期出现躁动的患者要与家属进行沟通，以减轻他们的紧张心理，取得合作。

5. 病情逐渐加重引起躁动的患者，护理人员及时通知医生，采取措施控制病情。

6. 昏迷患者病情逐渐好转出现的躁动，要经常呼唤患者，了解其意识恢复程度。

7. 对患者加强生活护理工作，增加患者舒适感，减少不良因素的刺激。

8. 注意保持环境安静，减少声音对患者的不良刺激。

9. 如患者出现意识模糊或有异常者，护理人员要给患者加用床档，按时巡视患者，以免患者躁动时发生坠床。

10. 护理人员对于躁动患者实施保护性约束时要注意动作轻柔，以免对患者造成损伤，同时要经常观察被约束患者的肢体颜色。

（二）护理流程

患者发生躁动时的护理流程见图 2-11：

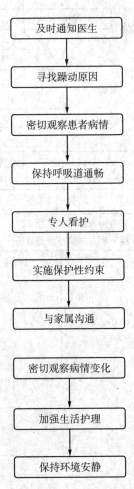

图 2-11　患者发生躁动时的护理流程

十二、发生精神症状时的应急预案与流程

（一）应急预案

1. 立刻采取安全保护措施，以免患者自伤或伤及他人。

2. 通知管床医生及护士长，夜间通知院总值班或夜督查护士长。

3. 协助医生通知患者家属，要求家属 24 小时陪护。

4. 患者出现过激行为时应立即通知保卫科协助处理。

5. 遵医嘱给予药物治疗，协助医生请专科会诊。

6. 遵医嘱实施约束与行动限制，严密观察，防止意外损伤。

（二）护理流程

患者发生精神症状时的护理流程见图 2-12：

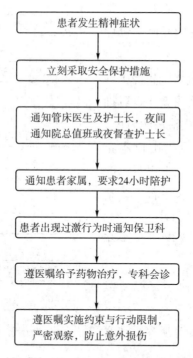

图 2-12　患者发生精神症状时的护理流程

十三、急性消化道大出血患者的应急预案与流程

（一）应急预案

1. 发现患者发生大出血，嘱其绝对卧床，头稍高并偏向一侧，防止呕吐物误吸。

2. 立即通知值班医生，备好抢救车、负压吸引器、简易呼吸气囊等抢救设备，积极配合抢救。

3. 迅速建立静脉通路，遵医嘱给予补液、扩容、止血治疗。

4. 及时清除血迹、污物，必要时用负压吸引器清除呼吸道内分泌物，给予吸氧。

5. 严密监测患者心率、血压、呼吸和神志变化，必要时进行心电监护。

6. 准确记录液体出入量。观察呕吐物和粪便的颜色、性质及量，判断患者出血量，防止发生低血容量性休克等并发症。

7. 遵医嘱进行冰盐水洗胃。生理盐水维持4℃，每次灌注250ml后抽出，反复多次，直至抽出液清澈为止。

8. 采用冰盐水洗胃仍出血不止者，可遵医嘱行胃内灌注去甲肾上腺素，即冰盐水100ml加去甲肾上腺素8mg，30分钟后抽出，每小时一次。可根据出血程度的改善逐渐减少频次，直至出血停止。

9. 必要时遵医嘱使用三腔二囊管压迫止血。

10. 加强巡视和病情观察，认真做好护理记录和交接班。

11. 做好心理护理，关心、安慰患者。

（二）护理流程

患者发生急性消化道大出血的护理流程见图2-13：

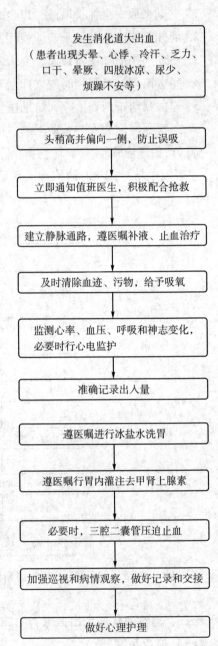

图2-13　患者发生急性消化道大出血的护理流程

十四、哮喘持续状态的应急预案与流程

（一）应急预案

1. 立即将患者安置在洁静、光线及通风好的病房，避免花草、皮毛、烟等诱发及刺激性物品；协助患者取舒适坐位或半卧位，并同时通知医生。

2. 给氧。氧气需要加温湿化，以免干燥、过冷刺激气道，患者 CO_2 潴留明显、未进行机械通气时应低流量给氧，以免加重 CO_2 潴留。

3. 补液。及时纠正脱水，若有心衰时补液量可减少。大量补液的同时应监测血清电解质，予以及时补充纠正。

4. 遵医嘱应用支气管解痉药物。氨茶碱是有效的解痉止喘药物，但须严格掌握用药速度，并遵医嘱监测血氧饱和度。

5. 遵医嘱应用糖皮质激素。

6. 促进排痰。可选用祛痰剂或雾化吸入，必要时可配合机械性排痰、抽吸痰、支气管灌洗或纤维支气管镜分侧灌洗。

7. 控制感染。视感染情况遵医嘱选用相应抗生素。

8. 机械通气。经上述治疗仍无效者可进行机械通气。

9. 严密观察患者生命体征、神志及氧疗效果，及时报告医生采取措施。

10. 患者病情好转、神志清楚、生命体征逐渐平稳后，护理人员应做到：

（1）清洁口腔，整理床单。

（2）指导家属根据患者嗜好，准备富有营养的食物，避免诱发哮喘的食物如牛奶、蛋、鱼虾等。

（3）安慰患者和家属，给患者提供心理护理服务。

11. 待患者病情完全平稳后向患者详细了解此次发病的诱因，制订有效的保健措施，避免或减少哮喘急性发作。

（二）护理流程

患者出现哮喘持续状态的护理流程见图 2-14：

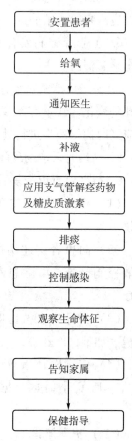

图 2-14 患者出现哮喘持续状态的护理流程

十五、癫痫持续状态的应急预案与流程

(一) 应急预案

1. 患者发生癫痫持续状态时应立即让患者平卧，防止摔伤，并通知医生。

2. 解开患者衣领、衣扣，头偏向一侧，及时吸痰和给氧，必要时行气管切开。

3. 取下义齿，尽快将缠有纱布的压舌板或手帕卷置于患者口腔的一侧、上下臼齿之间，以防咬伤舌和颊部，对抽搐的肢体不能用暴力按压，以免引起骨折、脱臼等。

4. 放置床档以防坠床，保持环境安静，避免强光刺激。

5. 在给氧、防护的同时，迅速建立静脉通路，遵医嘱给予镇静剂、抗癫痫药和脱水剂等。

6. 在患者癫痫发作期护士需守护在床旁，直至患者清醒。

7. 护士应严密观察患者的生命体征、意识、瞳孔的变化，注意有无窒息、尿失禁等，如有异常应及时通知医生进行处理。

8. 高热时采取物理降温。

9. 待患者意识恢复后，护士应给患者做好：

(1) 清洁口腔，整理床单，更换脏床单及衣物。

(2) 向患者讲述疾病的性质、特点及相应有效控制措施，解除患者恐惧心理，积极配合治疗。

(3) 指导患者按医嘱正规用药，避免自行减量、加量、停药等，以免加重病情。

(4) 按《医疗事故处理条例》规定，在抢救结束后 6 小时内，据实、准确地记录抢救过程。

(二) 护理流程

患者出现癫痫持续状态的护理流程见图 2-15：

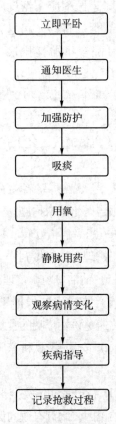

图 2-15　患者出现癫痫持续状态的护理流程

十六、输液过程中突发肺水肿的应急预案与流程

（一）应急预案

1. 发现患者出现肺水肿症状时，立即停止输液或将输液速度降至最慢。

2. 将患者置端坐位，双下肢下垂，以减少回心血量，减轻心脏负担。

3. 高流量给氧，同时湿化瓶内加入 20%~30% 的酒精，缓解缺氧症状。

4. 立即通知值班医生进行紧急处理。

5. 遵医嘱给予镇静、强心、利尿和扩血管等药物。

6. 必要时进行四肢轮流结扎，每隔 5~10 分钟轮流放松一侧肢体止血带，可有效减少回心血量。

7. 加强巡视和病情观察，认真记录病情变化及抢救经过，做好交接班。

8. 严格执行上报流程。及时向护士长汇报，护士长立即口头上报护理部，24 小时内网上填写《输液/输血反应、药物不良反应报告单》，报护理部，1 周内科室组织讨论、分析原因，确定改进措施。

（二）护理流程

患者在输液过程中突发肺水肿的护理流程见图 2-16：

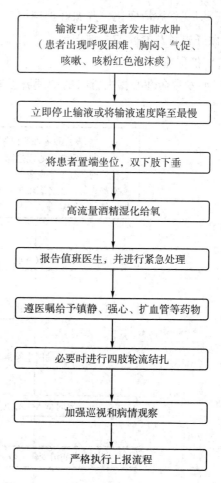

图 2-16 患者在输液过程中突发肺水肿的护理流程

十七、突发致命性心律失常时的应急预案与流程

（一）应急预案

1. 一旦发生，立即将患者取平卧位，开放气道，必要时行心肺复苏术（CPR）。

2. 同时通知医生，积极配合医生抢救。遵医嘱吸氧，建立静脉通路。

3. 连接心电图，协助医生除颤，遵医嘱给抗心律失常药物，如利多卡因50～100mg 静注。

4. 必要时行人工心脏起搏器安置术。

5. 密切观察病情变化，并做好护理记录。

6. 做好患者及家属的心理护理。

（二）护理流程

患者突发致命性心律失常时的护理流程见图 2-17：

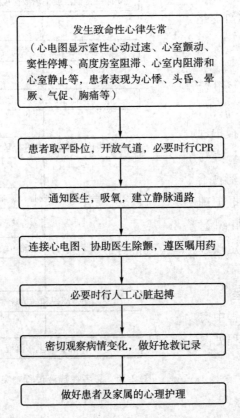

图 2-17　患者突发致命性心律失常时的护理流程

十八、病房发现疑似传染病时的应急预案与流程

（一）应急预案

1. 就诊患者一旦确认为疑似传染病，应送传染科救治。同时对诊疗用品进行消毒，填写传染病报告卡，按规定时限报预防保健科。传染病暴发和流行时，立即报告当地卫生防疫机构，并积极采取相应的隔离和救治措施。

2. 病房办公室护士根据病种安排床位，立即通知责任护士，向患者介绍有关制度，如消毒隔离制度、限制人员探视制度、活动范围规定等，并通知主管医生。

3. 病房应布局简单、便于消毒，空气新鲜，阳光充足。

4. 根据不同的病种执行不同的隔离措施，立即测量体温、脉搏、呼吸、血压、体重，病情危重时积极组织抢救，必要时由专人进行监护。

5. 遵医嘱执行各种治疗和护理，对用过的物品严格进行消毒、清洗、灭菌，必要时进行焚烧。

6. 急性期患者卧床休息，做好心理护理，谵妄及有精神症状者加床档以防坠床。

7. 密切观察病情变化、药物疗效及不良反应，遵医嘱进行相应的处理。

8. 做好卫生宣教及个人防护，预防交叉感染，防止病菌扩散。

9. 做好各种护理记录。

10. 传染病患者治愈出院或转出时，应对其衣物及生活用品进行消毒后方可带出病房。患者出院后对床单元进行终末处理。

（二）护理流程

病房发现疑似传染病患者时的护理流程见图 2-18。

十九、惊厥患者的应急预案与流程

（一）应急预案

1. 值班护士应按要求巡视病房，注意观察患者的病情变化（特别是高热患者），及时采取抢救措施。

2. 发现有惊厥迹象或正在惊厥的患者时，应立即将患者平卧、头偏向一侧，解开衣领扣带，同时请身边其他患者或家属帮助呼叫医务人员，及时通知医生。

3. 将缠有纱布的压舌板放入上下臼齿之间，以防舌咬伤并便于擦拭及抽吸口腔及气管内分泌物。

4. 给予吸氧、备好吸痰器及急救药品等，配合医生实施抢救措施。因抽

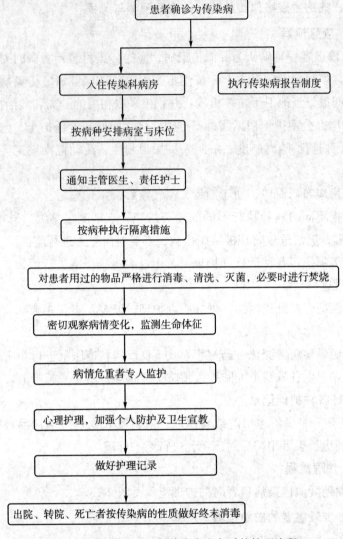

图 2-18 病房发现疑似传染病患者时的护理流程

风而憋气时可刺激人中、合谷、百会、内关穴等。

5. 保持呼吸道通畅，及时吸出呕吐物及分泌物，以防发生窒息。

6. 保持静脉通道通畅，以便迅速给药，抽搐不止者可给予地西泮（安定）每次0. 2~0. 3mg/kg，一次最大量不超过 10mg，静脉缓注或肌注（注射后1~3 分钟发挥作用），必要时 20 分钟重复一次；10%水合氯醛每次 50~60mg/kg 加等量生理盐水灌肠或鼻饲、咽饲。

7. 注意安全，防止坠床及碰伤；保持安静，减少一切不必要的操作及刺激。

8. 伴有高热者应采取药物降温及物理降温。

9. 参加抢救的各方人员应注意互相密切配合，有条不紊，严格查对，及时做好各项记录，并认真做好与家属的沟通、安慰等心理护理工作。

10. 按《医疗事故处理条例》规定，在抢救结束后 6 小时内，据实准确地记录抢救过程。

（二）护理流程

惊厥患者的护理流程见图 2-19：

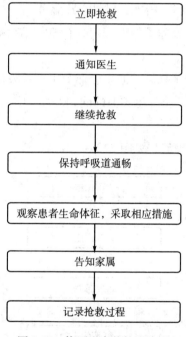

图 2-19　惊厥患者的护理流程

二十、甲亢危象患者的应急预案与流程

（一）应急预案

1. 住院患者因急性感染、精神创伤、高热、妊娠、甲状腺手术等而发生病情变化后，护理人员要根据患者具体情况进行抢救处理。当患者体温升高至 39℃时，应立即通知医生，并即刻给予物理降温、药物降温，密切观察其变化，每 15~30 分钟测 T、P、R、BP 一次，病情稳定后可改为 1~2 小时一次，必要时心电监护。

2. 其他医护人员应迅速备好各种急救药品，如丙硫氧嘧啶、复方碘溶液，呼吸急促时给予氧气吸入。

3. 患者出现体重变化，如体重锐减、烦躁不安、呼吸急促、大汗淋漓、厌食、恶心、呕吐、腹泻等应警惕虚脱，休克、嗜睡、谵妄和昏迷时应及时备好液体，准备抗休克治疗。

4. 患者病情好转、神志清楚、生命体征逐渐平稳后，护理人员应给患者做好：

（1）清洁口腔，整理床单，更换脏床单及衣服，避免受凉。

（2）安慰患者和家属，给患者提供心理服务。

（3）按《医疗事故处理条例》规定，在抢救结束后 6 小时内据实、准确地记录抢救过程。

5. 待患者病情安全平稳后，向患者详细了解诱发因素，制订有效的预防措施，尽可能地防止以后再发生类似的问题。

（二）护理流程

甲亢危象患者的护理流程见图 2-20：

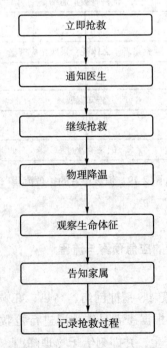

图 2-20　甲亢危象患者的护理流程

二十一、乙脑患者的应急预案与流程

（一）应急预案

1. 保持呼吸道通畅，立即置患者于侧卧位或头偏向一侧，清除口鼻内痰液及分泌物并拍背；抽搐者于上下臼齿间放置牙垫等，指压人中穴；躁动不安者，适当给予肢体约束。在抢救同时设法呼叫其他医务人员。

2. 其他医务人员应迅速备好吸氧、吸痰装置及简易呼吸器等，遵医嘱给予吸氧、吸痰等。

3. 迅速建立静脉通路，选择粗、直、易固定的血管以利于快速滴入脱水降颅压药物，并遵医嘱给予呼吸兴奋剂、镇静止惊药、降温药。

4. 调节室温至 25～28℃，利用冰帽、冰毯、冰袋或 33% 酒精擦浴进行物理降温。

5. 在抢救过程中密切观察患者神志、体温、呼吸、瞳孔的变化，及时报告医生采取措施。

6. 患者呼吸平稳、抽搐停止后，护理人员应给患者做好：

（1）整理床单，保持清洁干燥，病室安静、通风，有防蚊、灭蚊措施。

（2）安慰患者和家属，提供心理护理，宣讲乙脑的隔离和预防知识。

（3）按《医疗事故处理条例》规定，在抢救结束 6 小时内，据实、准确记录抢救过程。

（4）持续物理降温，使患者体温控制在 38℃ 以下。

（5）持续低流量吸氧。

（6）昏迷者按昏迷常规护理，遵医嘱给予鼻饲，以供给机体营养。

（7）做好口腔和皮肤护理，定时翻身、拍背。

（8）恢复期有语言、肢体功能障碍者，协助并指导家属和患者进行功能锻炼，促进康复，减少后遗症的出现。

（二）护理流程

乙脑患者的护理流程见图 2-21：

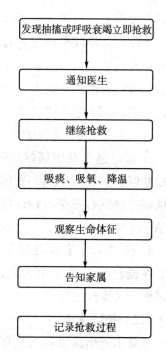

图 2-21　乙脑患者的护理流程

二十二、肛肠术后出血患者的应急预案与流程

（一）应急预案

1. 加强病房巡视，密切观察患者的病情变化。术后如果一次便血超过 20ml 且色鲜红，应立即通知医生，同时安慰患者不要害怕、惊慌。

2. 迅速建立静脉通路，监测血压，备好各种抢救用品，如肛门镜、肠镜、负压吸引器、冷光源、器械包等，并积极配合医生查找出血原因，进行止血。

3. 严密观察病情变化，止血后 6 小时内每 15~30 分钟测量生命体征一次，6~12 小时后改为 1~2 小时一次，12 小时后改为 4~8 小时测一次，并做好记录。

4. 止血后继续严密观察患者有无腹胀，以及大便的性质、量、颜色，警惕二次出血。

5. 24 小时内患者要绝对卧床休息，给予舒适卧位，稳定后可下床活动。排便时勿用力、勿久蹲，以免再次引发出血。

6. 嘱患者 24 小时内停止进食，如无再次出血，可进无刺激、少渣的流质饮食，大便颜色由黑色转为正常后改为普通饮食，以营养丰富、粗纤维多的食物为主，多饮水（每日 6~8 杯），多吃新鲜蔬菜和水果。注意保持口腔卫生，做好口腔护理。

7. 做好患者及家属的心理护理，听取并解答患者或家属的疑问，以减轻他们的恐惧和焦虑心情，使其有安全感。

8. 按《医疗事故处理条例》规定，在抢救结束后 6 小时内，据实、准确地记录抢救过程。

（二）护理流程

肛肠术后出血患者的护理流程见图 2-22：

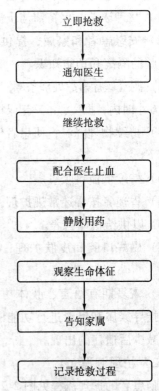

图 2-22 肛肠术后出血患者的护理流程

二十三、急性白血病致颅内出血患者的应急预案与流程

（一）应急预案

1. 及时巡视病房、严密观察病情变化，及时发现颅内出血引起颅内压增高的征象，如突然剧烈头痛、呕吐或大小便失禁、偏瘫和意识障碍，应及时报告医生，并测量和记录 T、P、R、BP 及瞳孔的变化。

2. 立即为患者建立静脉通路，并尽可能选用大号针头，必要时建立两条静脉通路。

3. 遵医嘱给予止血剂，快速静滴甘露醇。

4. 如患者因颅内压增高而出现惊厥，应防止患者碰伤或摔伤，应加用床档，用缠有纱布的压舌板放于上下白齿之间，以防舌咬伤。护士不得离开患者，严密观察病情，及时报告医生。

5. 昏迷患者要保持呼吸道通畅，及时清除呼吸道分泌物，并给予氧气吸入，遵医嘱给予呼吸兴奋剂。

6. 必要时遵医嘱给予红细胞和血小板输入。

7. 严密观察病情变化，每 15~30 分钟测生命体征一次，病情稳定 4~6 小时后可改为 1~2 小时测一次。病情特别严重时要进行心电监护。

8. 患者病情稳定后，要准确及时书写护理记录，认真交班。

（二）护理流程

患者发生急性白血病致颅内出血的护理流程见图 2-23：

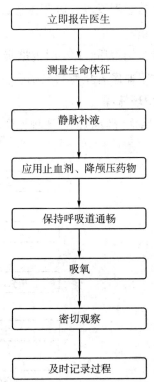

图 2-23　患者发生急性白血病致颅内出血的护理流程

二十四、肺癌大咯血患者的应急预案与流程

（一）应急预案

1. 使患者倒置或头低足高位，轻叩击其背部，用开口器取出义齿，把舌拉出，及时用手或吸引器去除口腔、咽喉血块，并请旁边的人员帮助呼叫医生。

2. 给患者持续低、中流量吸氧。

3. 迅速建立静脉通路，使用强有效的止血药物，同时准备呼吸兴奋剂。

4. 及时补充血容量、纠正休克，并做好输血准备，准备气管插管等器械。

5. 绝对卧床休息，加强心电、血压、呼吸、心率多功能监护，如有异常及时报告医生采取措施。

6. 患者病情好转，生命体征逐渐平稳后，护理人员应给患者做好：

（1）清洁口腔，床单整洁，室内保持安静，空气新鲜。

（2）保持患者安静，卧床休息，避免搬动，防止情绪激动，可给予适量的镇静药。

（3）抢救结束后，6小时内据实、准确地记录抢救过程。

（4）大咯血患者止血后鼓励患者咳嗽，将残留血块咳出。

（二）护理流程

肺癌大咯血患者的护理流程见图2-24：

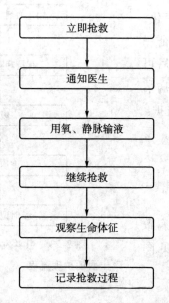

图 2-24 肺癌大咯血患者的护理流程

二十五、自发性气胸患者的应急预案与流程

（一）应急预案

1. 发生气胸时立即给予氧气吸入，通知其他医护人员。

2. 用 12~16 号无菌针头于锁骨中线第二肋穿入胸膜腔，简易放气。首次放气不要过多、过快，一般不超过 800ml。

3. 建立静脉通路，准备胸腔闭式引流装置。

4. 遵医嘱，给予镇咳剂和镇痛剂。

5. 观察患者呼吸困难改善情况及血压的变化。

6. 病情好转，生命体征逐渐平稳，指导患者：

（1）卧床休息，保持室内空气清新。

（2）注意用氧安全，指导患者勿擅自调节氧流量。

（3）咳嗽剧烈时可遵医嘱给予适量镇咳剂。

（4）保持胸腔引流管的通畅，指导患者下床活动时引流管勿高于穿刺点，引流管勿脱出等注意事项。

（5）做好患者心理护理，告知气体一般 2~4 周内可吸收。

（二）护理流程

患者发生自发性气胸的护理流程见图 2-25：

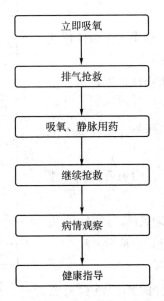

图 2-25 患者发生自发性气胸的护理流程

二十六、急性肺水肿患者的应急预案与流程

（一）应急预案

1. 当患者出现急性肺水肿时，立即通知医生。

2. 镇静。遵医嘱注射吗啡 5～10mg 或哌替啶 50～100mg，使患者安静，扩张外周血管，减少回心血量，减轻呼吸困难。

3. 吸氧。加压高流量给氧 6～8L/min，可用 20%～30% 的酒精湿化后用鼻导管吸入，从而改善通气。

4. 减少静脉回流。患者取坐位或卧位，两腿下垂，必要时可加止血带于四肢，轮流结扎三个肢体，每 5 分钟换一侧肢体，平均每肢体扎 15 分钟、放松 5 分钟，以保证肢体循环不受影响。

5. 利尿。遵医嘱应用利尿剂，以减少血容量，减轻心脏负荷。应注意防止纠正大量利尿时所伴发的低钾血症和低血容量。

6. 血管扩张剂。遵医嘱应用血管扩张剂，以降低肺循环压力，但要注意勿引起低血压。

7. 强心药。如近期未用过洋地黄类药物者，可遵医嘱静脉注射快速作用的洋地黄制剂。

8. 护理人员应严密观察患者生命体征变化，及时报告医生采取措施。

9. 患者病情好转，生命体征平稳后，护理人员应做到：

（1）清洁口腔，整理床单，更换脏床单及衣物。

（2）安慰患者和家属，给患者提供心理护理服务。

（3）按《医疗事故处理条件》规定，在抢救后 6 小时内据实、准确地记录抢救过程。

（二）护理流程

患者发生急性肺水肿的护理流程见图 2-26：

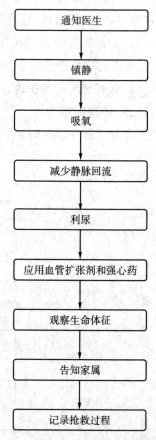

图 2-26　患者发生急性肺水肿的护理流程

二十七、肺心病合并呼吸衰竭患者的应急预案与流程

（一）应急预案

1. 立即通知医生的同时，迅速给予患者持续低流量氧气吸入，并建立静脉通路。

2. 清除呼吸道分泌物，缓解支气管痉挛。遵医嘱应用支气管解痉剂，必要时给予糖皮质激素。

3. 心电监护。观察患者缺氧情况，并配合医生做血气分析。

4. 遵医嘱应用抗生素，以控制感染。

5. 准备好各种抢救用品及药品，包括吸引器、气管插管用物、呼吸兴奋剂等。

6. 护理人员应严密观察以下内容：

（1）患者的神志、生命体征、尿量和皮肤色泽等，尤其是患者的呼吸频率、节律及深浅度。

（2）各类药物的作用及副作用，尤其是呼吸兴奋剂。

（3）氧疗效果，如有 CO_2 潴留加重现象，立即报告医生采取措施。

（4）患者排痰情况，及时吸出痰液，以免阻塞呼吸道。

（5）患者有无肺性脑病先兆。

7. 患者病情好转，神志清楚，生命体征逐渐平稳后，护理人员应做到：

（1）整理床单，更换脏床单及衣物。

（2）安慰患者和家属，给患者提供心理护理服务。

（3）指导患者合理饮食。

8. 待患者病情完全平稳后，向患者详细了解此次发病的诱因，制订有效保健措施，避免或减少急性发作。

（二）护理流程

患者发生肺心病合并呼吸衰竭的护理流程见图 2-27。

二十八、急性喉阻塞的应急预案与流程

（一）应急预案

1. 明确诊断后，立即使患者半坐卧位，持续吸氧，如出现呼吸性碱中毒时要间歇性小量给氧。密切观察患者面色、呼吸、神志情况，并请旁边的人员帮助呼叫医生。

2. 建立静脉通路，立即给予雾化吸入，尽早使用糖皮质激素，减轻局部水肿。

3. 患者出现烦躁不安、情绪不稳，应立即遵医嘱使用镇静剂，但禁用吗

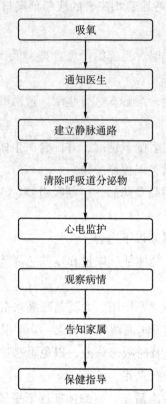

图 2-27　患者发生肺心病合并呼吸衰竭的护理流程

啡，立即使用抗生素，以控制感染。

4. 明确病因，根据不同病因做不同处理，如因异物引起，立即行手术取出异物，护理人员应准备好抢救药品及用品，如气管切开包、吸引器等。

5. 患者在手术期间，病房护士应准备好负压吸引用品、吸氧装置、心电监护设施。准备病房单元，迎接手术患者。

6. 患者手术后返回病房，安置于准备好的病床上，给予持续吸氧，监护患者生命体征，及时吸出呼吸道内分泌物，并根据医嘱给予抗生素药物治疗。

7. 如患者行气管切开，床旁桌上备好抢救设备（气管切开包、无影灯、吸引器等）。

8. 护理人员应严密观察患者生命体征、神志，特别注意气管切开后的呼吸情况，如有呼吸困难立即拔除内套管后吸痰，观察患者血氧饱和度及呼吸困难程度有无改善，四肢、口唇有无青紫。

9. 固定好外套管,并确定牢固,在管口覆盖无菌生理盐水浸湿的纱布,保持内管通畅。及时吸痰,如痰液黏稠,阻塞呼吸道不易吸出,可给予雾化吸入或气管内持续滴药。

10. 患者病情平稳,神志清楚,生命体征稳定后,护理人员还应:

(1)严密观察有无出血、感染、皮下气肿、纵隔气肿、气管-食管瘘等并发症的发生。

(2)安慰患者和家属,给患者提供心理护理服务,并教会患者与护士及家人交流的各种方式。

(3)根据《医疗事故处理条例》规定,在抢救结束后6小时内,据实准确地记录抢救过程。

11. 待病情完全平稳后,向患者详细了解具体原因,制订有效的预防措施,并交待注意事项,常规做好气管切开术后的护理。

(二)护理流程

患者发生急性喉阻塞的护理流程见图2-28:

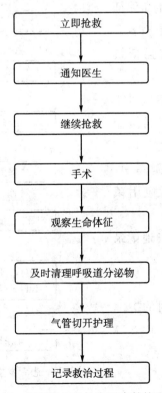

图 2-28 患者发生急性喉阻塞的护理流程

二十九、膀胱破裂患者的应急预案与流程

（一）应急预案

1. 立即通知医生，测量血压、脉搏，如患者血压下降、脉搏加快、面色苍白，提示有休克发生。应立即建立静脉通路输血、输液，尽早使用抗生素预防感染。

2. 保证输血、输液的通畅，同时应用止血药物。

3. 较重的膀胱破裂及有复合外伤者需及时施行手术，做腹膜外膀胱造瘘，并引流膀胱周围间隙渗出液。开放性膀胱损伤应立即手术治疗，行膀胱造瘘术。患者呼吸、心跳停止时立即进行心肺复苏。

4. 观察血尿及腹膜刺激症状，判断有无再出血发生，记录24小时引流尿液的颜色、性状、量，鼓励患者多饮水，增加内冲洗作用。

5. 护理人员严密观察患者生命体征变化，发现异常及时处理。做好心理护理，耐心解答患者及家属问题，以减轻他们的恐惧和焦虑心情，使其积极配合治疗。

6. 患者病情好转、生命体征平稳后，护理人员应给予患者营养丰富易消化食物，增强抵抗力，促进伤口愈合。

7. 伴有骨盆骨折患者应卧于硬板床，长期卧床者要经常按摩受压皮肤，预防压疮发生。伴有尿道断裂的患者需行尿道牵引，引起疼痛不适时可适当应用镇痛剂。

8. 及时、据实、准确地记录抢救过程和护理记录。

（二）护理流程

患者发生膀胱破裂时的护理流程见图2-29：

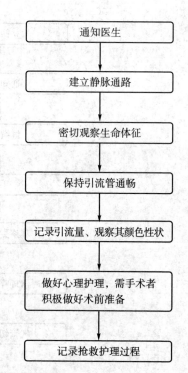

图2-29　患者发生膀胱破裂时的护理流程

第二节　护理处置、操作中发生意外的应急预案与流程

一、突发输液反应的应急预案与流程

（一）应急预案

1. 发现患者发生输液反应，应立即撤除所输液体，重新更换液体和输液器。

2. 立即报告值班医生，遵医嘱给予抗过敏药等相应处理。

3. 出现一般过敏反应，应密切观察患者病情变化，安慰患者，减少患者焦虑。

4. 病情紧急时，配合医生进行紧急救治，并给予吸氧。

5. 加强巡视及病情观察，做好护理记录。

6. 发生输液反应时，保留残余药液和输液器，送药剂科检验；发生输液反应的输液器和同批号未开封的，送器材处检验。

7. 严格执行上报流程。及时向护士长汇报，12 小时内（重大事件 30 分钟内）护士长以口头、电话、短信等形式上报护理部、药剂科，24 小时内网上填写《输液/输血反应、药物不良反应报告单》。1 周内科室组织讨论、分析原因，确定改进措施。

（二）护理流程

患者突发输液反应的护理流程见图 2-30：

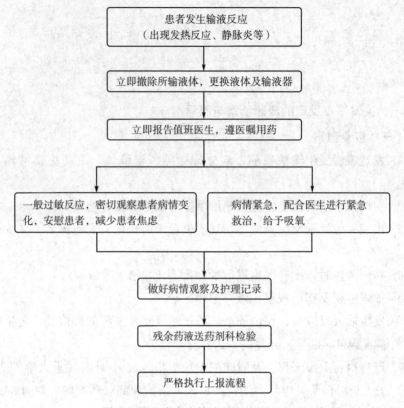

图 2-30　患者突发输液反应的护理流程

二、突发输血发热反应的应急预案与流程

（一）应急预案

1. 发生输血发热反应，立即报告值班医生和护士长。

2. 反应轻者减慢输血速度，严密监测患者生命体征。

3. 反应重者立即停止输血，严密监测患者生命体征。

4. 对症处理。发冷给予保暖，发热给予物理降温。

5. 遵医嘱给予解热镇痛、抗过敏药物。

6. 加强巡视及病情观察，做好护理记录，记录患者生命体征、一般情况和抢救过程。

7. 保留余血，将余血、输血器送输血科。

8. 严格执行上报流程。及时向护士长汇报，12 小时内（重大事件 30 分钟内）护士长以口头、电话、短信等形式上报护理部、输血科，24 小时内网上填写《输液/输血反应、药物不良反应报告单》。1 周内科室组织讨论、分析原因，确定改进措施。

（二）护理流程

患者突发输血发热反应的护理流程见图2-31：

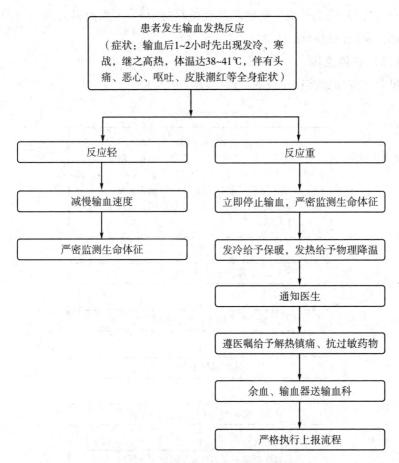

图2-31　患者突发输血发热反应的护理流程

三、突发输血溶血反应的应急预案与流程

（一）应急预案

1. 发生输血溶血反应，立即停止输血，报告医生。

2. 给予氧气吸入，建立静脉通路，遵医嘱使用升压药。

3. 余血、患者血标本、尿标本送化验室检验。

4. 根据检验结果遵医嘱给予保护肾脏、碱化尿液药物。

5. 严密观察生命体征和尿量，必要时行腹膜透析或血液透析，并做好患者心理护理，安慰患者。

6. 严格执行上报流程。及时向护士长汇报，12 小时内（重大事件 30 分钟内）护士长以口头、电话、短信等形式上报护理部、输血科，24 小时内网上填写《输液/输血反应、药物不良反应报告单》。1 周内科室组织讨论、分析原因，确定改进措施。

（二）护理流程

患者突发输血溶血反应的护理流程见图 2-32：

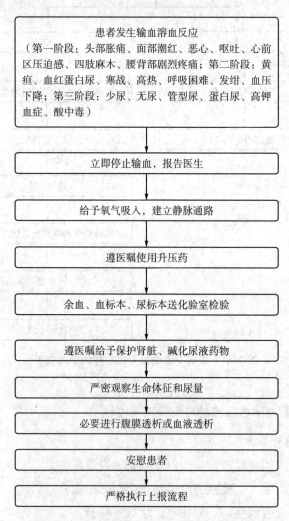

图 2-32　患者突发输血溶血反应的护理流程

四、突发输血过敏反应的应急预案与流程

（一）应急预案

1. 发生输血过敏反应立即汇报医生。

2. 出现轻度过敏反应立即减慢输血速度，遵医嘱使用抗过敏药物，严密监测患者生命体征。

3. 出现中度过敏反应立即停止输血，保持静脉通畅，严密观察生命体征，遵医嘱给予肾上腺素皮下注射。

4. 出现重度过敏反应时应保持呼吸道通畅，予高流量吸氧，必要时气管切开或气管插管，遵医嘱使用抗过敏药物，必要时心肺功能监测。

5. 余血、输血器送输血科。

6. 严格执行上报流程。及时向护士长汇报，12 小时内（重大事件 30 分钟内）护士长以口头、电话、短信等形式上报护理部、输血科，24 小时内网上填写《输液/输血反应、药物不良反应报告单》。1 周内科室组织讨论、分析原因，确定改进措施。

（二）护理流程

患者突发输血过敏反应的护理流程见图 2-33。

五、突发输血出血倾向的应急预案与流程

（一）应急预案

1. 患者发生输血出血倾向时立即汇报医生。

2. 严密观察患者的意识、血压、脉搏，皮肤、黏膜或手术伤口有无出血。

3. 遵医嘱给予出凝血时间检查。

4. 每输入 1500ml 库血即给予新鲜血 500ml，根据凝血因子缺乏情况补充有关成分。

5. 严格执行上报流程。及时向护士长汇报，12 小时内（重大事件 30 分钟内）护士长以口头、电话、短信等形式上报护理部、输血科，24 小时内网上填写《输液/输血反应、药物不良反应报告单》。1 周内科室组织讨论、分析原因，确定改进措施。

（二）护理流程

患者突发输血出血倾向的护理流程见图 2-34。

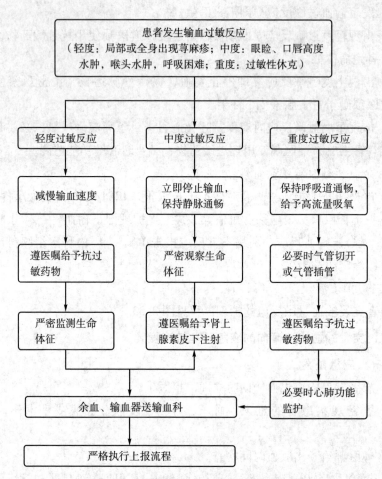

图 2-33　患者突发输血过敏反应的护理流程

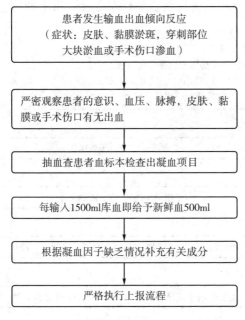

图 2-34 患者突发输血出血倾向的护理流程

六、突发输血循环负荷过重（急性左心衰）反应的应急预案与流程

（一）应急预案

1. 患者发生循环负荷过重（急性左心衰）症状时立即停止输血，报告医生。

2. 协助患者取端坐位，两腿下垂，加压给氧，给予 20%~30% 酒精湿化吸氧，时间不可过长。

3. 遵医嘱予镇静、镇痛、利尿、强心、扩血管药物。

4. 严密观察病情变化并记录。

5. 清除呼吸道分泌物，定时拍背、吸痰，必要时四肢轮流结扎。

6. 严格执行上报流程。及时向护士长汇报，12 小时内（重大事件 30 分钟内）护士长以口头、电话、短信等形式上报护理部、输血科，24 小时内网上填写《输液/输血反应、药物不良反应报告单》。1 周内科室组织讨论、分析原因，确定改进措施。

（二）护理流程

患者突发输血循环负荷过重（急性左心衰）反应的护理流程见图2-35：

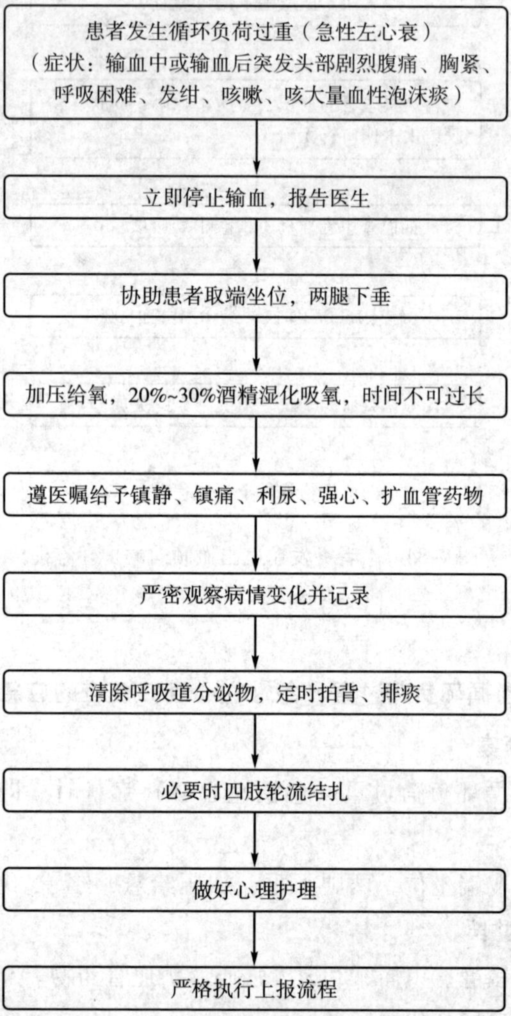
患者发生循环负荷过重（急性左心衰）
（症状：输血中或输血后突发头部剧烈腹痛、胸紧、
呼吸困难、发绀、咳嗽、咳大量血性泡沫痰）
立即停止输血，报告医生
协助患者取端坐位，两腿下垂
加压给氧，20%~30%酒精湿化吸氧，时间不可过长
遵医嘱给予镇静、镇痛、利尿、强心、扩血管药物
严密观察病情变化并记录
清除呼吸道分泌物，定时拍背、排痰
必要时四肢轮流结扎
做好心理护理
严格执行上报流程

图2-35 患者突发输血循环负荷过重（急性左心衰）反应的护理流程

七、突发化疗药物外渗的应急预案与流程

（一）应急预案

1. 一旦发现化疗药物外渗应立即停止输液，可保留针头连接注射器，尽量回抽漏于皮下的外渗药物，然后拔除针头。

2. 发生化疗药外渗后要及时通知主管医生及病房护士长。指导护士立即使用 0.5% 利多卡因局部封闭。

3. 对于药物外渗轻度者，第一天行皮下封闭 2 次，两次时间间隔以 6~8 小时为宜，第二天 1~2 次，以后酌情处理。将处理过程记录于护理记录中。

4. 对于药物外渗严重者，第一天行皮下封闭 3~4 次，第二、第三天各 2 次，时间间隔以 6~8 小时为宜，以后酌情处理。将处理过程记录在护理记录中。

5. 护士应每天严密观察患者皮肤药物外渗情况，观察皮肤颜色、温度、弹性、疼痛的程度等变化，做好护理记录。

6. 局部选用喜疗妥软膏外敷，外用无菌纱布覆盖。

7. 患者自感外渗部位有烧灼感时，遵医嘱冷敷。

8. 因药物外渗局部有破溃、感染时，应报告医生及时给予清创、换药处理。

9. 抬高患肢，避免局部受压。

10. 外渗部位未痊愈前，禁止在外渗区域周围及远心端再行各种穿刺注射。

11. 严格执行上报流程。及时向护士长汇报，12 小时内（重大事件 30 分钟内）护士长以口头、电话、短信等形式上报护理部，24 小时内网上填写《护理并发症事件报告》。1 周内科室组织讨论、分析原因，确定改进措施。

（二）护理流程

患者突发化疗药物外渗的护理流程见图 2-36。

八、气管切开使用呼吸机发生意外脱管的应急预案与流程

（一）应急预案

1. 发生脱管立即用血管钳撑开气管切口处，同时通知医生，根据患者情况进行处理。

2. 患者气管切开时间在 1 周内应立即进行气管插管，连接呼吸机，通知专业医生进行重新置管。

3. 患者气管切开时间超过 1 周、窦道形成时，更换套管重新置入，连接呼吸机，氧流量调至 100%，然后根据病情再调整。

4. 其他医护人员应迅速准备好抢救药品和物品，患者出现心跳骤停立即

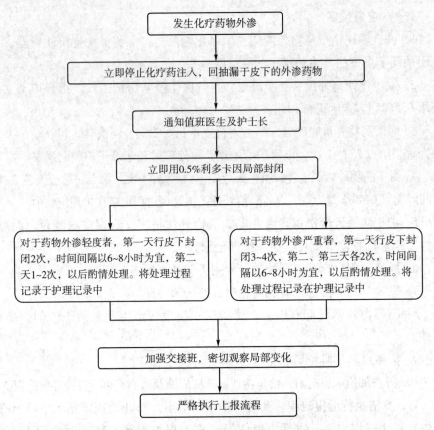

图 2-36　患者突发化疗药物外渗的护理流程

给予心脏按压。

5. 配合医生查动脉血气分析，根据结果调整呼吸机参数。

6. 严密观察生命体征及神志、瞳孔、血氧饱和度变化，及时报告医生进行处理。

7. 病情稳定后，专人护理，应补记抢救记录。

8. 做好患者意外脱管的预防措施

（1）颈部短粗患者使用加长型气管套管，并牢固固定。

（2）烦躁不安患者给予必要肢体约束，或根据医嘱给予镇静药物。

（3）为患者实施翻身、拍背、吸痰等各种治疗时应专人固定套管，在患者病情允许情况下尽量分离呼吸机管道，以防套管受呼吸机管道重力作用而致脱管。

（4）更换固定系带时应两人操作，一人固定套管，一人更换。

9. 严格执行上报流程。及时向护士长汇报，12 小时内（重大事件 30 分钟内）护士长以口头、电话、短信等形式上报护理部，24 小时内网上填写《导管意外滑脱上报表》。1 周内科室组织讨论、分析原因，确定改进措施。

（二）护理流程

患者在气管切开使用呼吸机发生意外脱管时的护理流程见图 2-37：

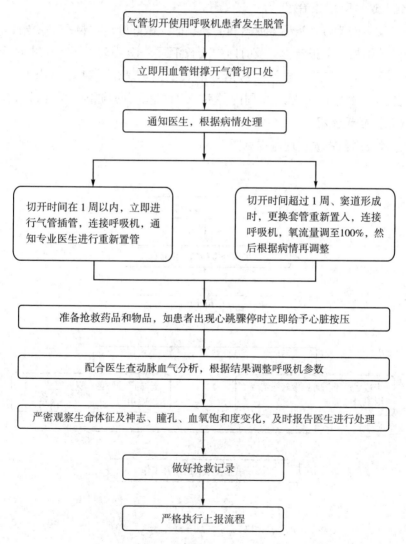

图 2-37　患者在气管切开使用呼吸机发生意外脱管时的护理流程

九、患者误用药物的应急预案与流程

（一）应急预案

1. 一旦发生应迅速采取补救措施，避免或减轻对患者身体健康的损害或将损害降至最低程度，同时报告医生。

2. 密切观察患者误用药物后的反应。

3. 未对患者造成严重伤害时应做好病情的观察，遵医嘱对症处理。

4. 若对患者造成严重伤害时应积极协助医生做好抢救准备，密切观察病情变化，遵医嘱用药治疗。

5. 发生差错后，当患者或家属有质疑时应做好解释，避免冲突发生。

6. 严格执行上报流程。及时向护士长汇报，12 小时内（重大事件 30 分钟内）护士长以口头、电话、短信等形式上报护理部，24 小时内网上填写《护理安全不良事件报告》。1 周内科室组织讨论、分析原因，确定改进措施。

（二）护理流程

患者误用药物的护理流程见图 2-38：

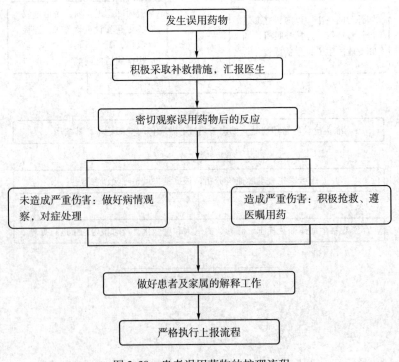

图 2-38　患者误用药物的护理流程

十、药物引起过敏性休克的应急预案与流程

（一）应急预案

1. 患者一旦发生过敏性休克，立即停止使用引起过敏的药物，就地抢救，并迅速报告医生。

2. 立即将患者平卧，遵医嘱皮下注射肾上腺素 1mg，小儿酌减。如症状不缓解，每隔 30 分钟再皮下注射或静脉注射 0.5ml，直至脱离危险期，注意给患者保暖。

3. 改善过敏患者缺氧症状，给予氧气吸入，呼吸抑制时应遵医嘱给予人工呼吸，喉头水肿影响呼吸时应立即准备气管插管，必要时配合施行气管切开。

4. 迅速建立静脉通路，补充血容量，必要时建立两条静脉通路。遵医嘱应用晶体液、升压药维持血压，应用氨茶碱解除支气管痉挛，给予呼吸兴奋剂兴奋呼吸。此外，还可给予抗组胺及皮质激素类药物。

5. 发生心脏骤停立即进行胸外按压、人工呼吸等心肺复苏的抢救措施。

6. 观察与记录，密切观察患者的意识、体温、脉搏、呼吸、血压、尿量及其他临床变化，患者未脱离危险前不宜搬动。

7. 按法律条例所规定的 6 小时内及时、准确地记录抢救过程。

（二）护理流程

患者因药物引起过敏性休克的护理流程见图 2-39：

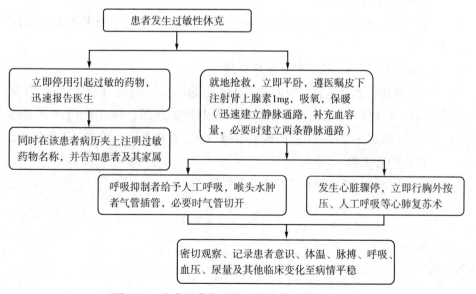

图 2-39 患者因药物引起过敏性休克的护理流程

十一、住院患者发生管道滑脱的应急预案与流程

（一）应急预案

1. 患者如有管道滑脱，护士应立即到其床边，同时汇报医生，尽快通知护士长。

2. 根据患者的情况给予紧急处理

（1）气管插管、气管套管：患者平卧；吸痰，立即清除口腔分泌物；高浓度吸氧；未清醒或正常自主呼吸未恢复者，给予简易呼吸气囊辅助通气；协助医生重新置管，根据病情连接呼吸机；密切观察患者生命体征，如意识、呼吸频率、节律、SpO_2等。

（2）胃管：清洁口腔、面部；密切观察患者生命体征，有无腹胀、呕吐等；协助医生重新置管。

（3）胸管：从胸腔内滑脱，立即用纱布按压住引流口；协助患者保持半卧位，不可活动；从接口处滑脱，立即用血管钳夹闭近端引流管，防止气体进入胸腔；协助医生重新置管或伤口处理；密切观察患者的生命体征，呼吸的频率、节律、SpO_2，有无呼吸困难等。

（4）伤口引流管：用无菌纱布覆盖伤口；密切观察患者生命体征、伤口情况；协助医生重新置管或伤口处理。

（5）尿管：观察排尿有无异常，尿道有无受损；做好会阴部的清洁护理；协助医生重新置管。

（6）深静脉置管：局部压迫止血；清除血渍；按需重新选择静脉通路方式。

3. 与患者/家属沟通，做好心理护理。

4. 严格执行上报流程。及时向护士长汇报，12小时内（重大事件30分钟内）护士长以口头、电话、短信等形式上报护理部，24小时内网上填写《导管意外滑脱上报表》，1周内科室组织讨论、分析原因，确定改进措施。

（二）护理流程

住院患者发生管道滑脱的护理流程见图2-40：

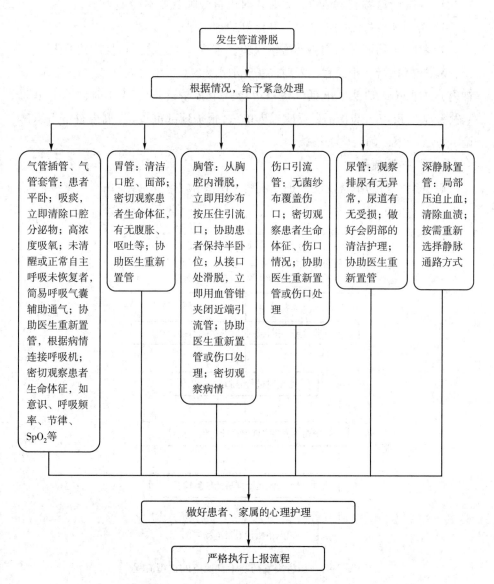

图 2-40 住院患者发生管道滑脱的护理流程

十二、突发药物不良反应的应急预案与流程

（一）应急预案

1. 一旦发现患者出现药物不良反应时应立即停药。

2. 立即报告值班医生，遵医嘱给予对症处理。

3. 情况严重者应就地抢救，必要时进行心肺复苏术。

4. 密切观察患者病情变化，并做好护理记录。

5. 将残余药液送药剂科药检室检验，查找发生药物不良反应的原因。

6. 严格执行上报流程。及时向护士长汇报，12 小时内（重大事件 30 分钟内）护士长以口头、电话、短信等形式上报护理部，24 小时内网上填写"输液/输血反应、药物不良反应报告单"，报护理部审核。1 周内科室组织讨论、分析原因，确定改进措施。

（二）护理流程

患者突发药物不良反应的护理流程见图 2-41：

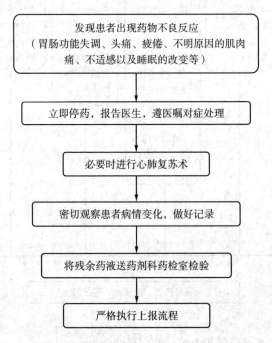

图 2-41　患者突发药物不良反应的护理流程

十三、气管插管患者突发意外拔管的应急预案与流程

（一）应急预案

1. 发现患者意外拔管，立即通知医生。

2. 立即评估患者病情，严密观察生命体征和血氧饱和度变化。

3. 患者自主呼吸强，血氧饱和度良好，给予高流量吸氧，安慰患者，指导患者呼吸。

4. 患者呼吸急促、血氧饱和度明显下降、情绪激动、烦躁不安，应立即给予简易呼吸器加压给氧，并开放气道。重新置管，使用呼吸机或使用无创呼吸机辅助通气。

5. 遵医嘱对症处理，并做好护理记录。

6. 严格执行上报流程。及时向护士长汇报，12 小时内（重大事件 30 分钟内）护士长以口头、电话、短信等形式上报护理部，24 小时内网上填写《导管意外滑脱上报表》，报护理部审核。1 周内科室组织讨论、分析原因，确定改进措施。

（二）护理流程

气管插管患者突发意外拔管的护理流程见图 2-42：

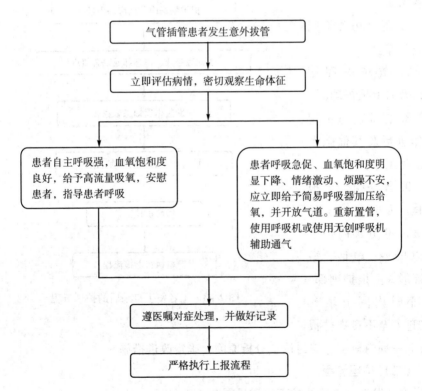

图 2-42　气管插管患者突发意外拔管的护理流程

十四、患者发生自杀后的应急预案与流程

（一）应急预案

1. 发现患者自杀应立即通知值班医生，携带抢救物品及药品赶赴现场。

2. 协助医生进行积极的抢救。

3. 保护病房内及病房外现场。

4. 通知医务处、护理部或院总值班，服从领导安排处理。

5. 协助医生通知患者家属。

6. 配合相关部门调查工作。

7. 做好护理记录，及时上报护理部。

8. 保证病室常规工作进行及其他患者的治疗工作。

9. 严格执行上报流程。及时向护士长汇报，30 分钟内护士长以口头、电话、短信等形式上报护理部，24 小时内网上填写《护理安全不良事件报告》。一周内科室组织讨论、分析原因，确定改进措施。

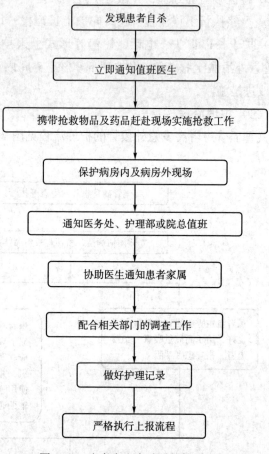

图 2-43　患者发生自杀后的护理流程

（二）护理流程

患者发生自杀后的护理流程见图 2-43。

十五、住院患者外出不归的应急预案与流程

（一）应急预案

1. 护士发现患者无故不在病房时查询其去向，如去向不明，立即报告管

床医生或值班医生、护士长。医生和护士共同开始寻找，联系家属，了解患者有无离院回家等。

2. 持续寻找患者 1 小时无结果，护士长立即电话报告科主任、医务部、护理部，夜间通知总值班。

3. 通知保卫科组织保安人员寻找（卫生间、楼梯口、楼顶），酌情报警。

4. 患者走失不归，需两人共同清点患者用物，贵重物品登记并上交护士长。

5. 患者回室后通知总值班、医务部、护理部、保卫科等职能科室，认真做好患者走失过程记录。

6. 严格执行上报流程。及时向护士长汇报，12 小时内护士长以口头、电话、短信等形式上报护理部，24 小时内网上填写《护理安全不良事件报告》。1 周内科室组织讨论、分析原因，确定改进措施。

（二）护理流程

住院患者外出不归的护理流程见图 2-44：

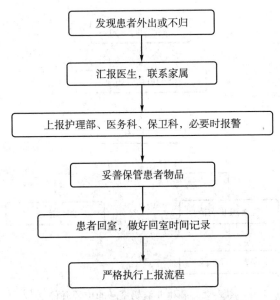

图 2-44　住院患者外出不归的护理流程

十六、新生儿溢奶窒息的应急预案与流程

（一）应急预案

1. 患儿呕吐：迅速将患儿头部偏向一侧，以免吐出物因重力而向后流入咽喉及气管。

2. 一次性巾单缠绕手指将口中残留奶液快速清理出来，以保持呼吸道顺畅。鼻孔可用棉签清理。

3. 汇报医生，检查患儿病情。如果发现患儿憋气不呼吸或脸色变暗时，配合医生积极抢救。

4. 严密观察患儿生命体征情况。

5. 完善护理记录。

（二）护理流程

新生儿溢奶窒息的护理流程见图 2-45：

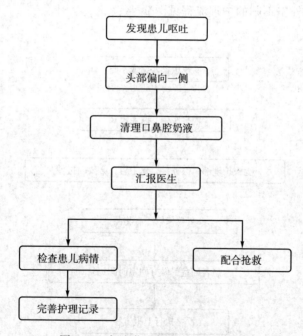

图 2-45　新生儿溢奶窒息的护理流程

十七、新生儿感染暴发的应急预案与流程

（一）应急预案

1. 新生儿一旦发现感染暴发，立即报告医务科、护理部、感染科。

2. 制订和组织落实有效的控制措施。隔离患者，积极治疗。对科室的用物、场地进行正确的消毒灭菌处理。必要时暂时关闭病房，停止接受新患者。

3. 积极查找感染源，对感染患者、接触者、可疑传染源、环境、物品、医务人员等进行病原学检测。

4. 根据感染途径和易感因素，做好感染控制。

5. 密切观察患者病情变化，及时向医院领导、有关科室及部门通报疫情。

6. 患者使用的物品及接触区域，按消毒隔离要求处置。

7. 患者出院或转出后，应严格按感染源性质进行终末消毒处理。

（二）护理流程

新生儿感染暴发的护理流程见图 2-46：

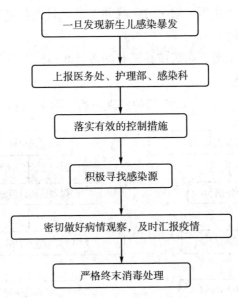

图 2-46　新生儿感染暴发的护理流程

十八、紧急封存病历的应急预案与流程

（一）应急预案

1. 封存患者病历前的应急预案及程序

（1）当出现纠纷和医疗争议，患者及家属要求封存病历时，病房要保管好病历，以免丢失。

（2）及时准确将患者病情变化、治疗、护理情况进行记录。

（3）备齐所有有关患者的病历资料。

（4）迅速与科领导、医务处（晚间及节假日与院总值班）联系。

2. 关于封存患者病历的应急预案及程序

（1）发生医疗事故争议时，患者本人及其代理人提出封存病历申请。

（2）科室向医务处（夜间向总值班）报告。

（3）医务处或总值班与患者或近亲属共同在场的情况下封存患者病历的主观部分的复印件，并收取工本费每张0.2元。

（4）主观病历为：死亡病历讨论记录、疑难病历讨论记录、上级医师查房记录、会诊意见、病程记录等。

（5）封存的病历由医务处保管。晚间及节假日由院总值班保管，次日或节假日后移交医务处。

（6）如为抢救患者，病历应在抢救结束后6小时内据实补齐。

（二）护理流程

患者及家属要求紧急封存病历的护理流程见图2-47：

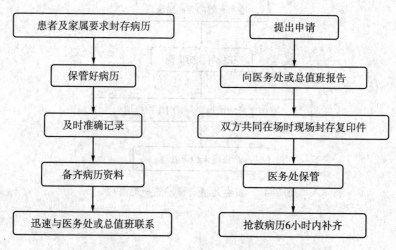

图2-47　患者及家属要求紧急封存病历的护理流程

十九、医护人员发生针刺伤的应急预案与流程

（一）应急预案

1. 医护人员在进行医疗操作时应特别注意防止被污染的锐器划伤刺破。如不慎被乙肝病毒、丙肝病毒、HIV 污染的尖锐物体划伤刺破时，应立即挤出伤口血液，然后用肥皂水和清水冲洗，再用碘酒和酒精消毒，必要时去外科进行伤口处理，并进行血源性传播疾病的检查和随访。

2. 被乙肝、丙肝阳性患者血液、体液污染的锐器刺伤后，应在 24 小时内去预防保健科抽血查乙肝、丙肝抗体，必要时同时抽患者血对比。同时注射乙肝免疫高价球蛋白，按 1 个月、3 个月、6 个月接种乙肝疫苗。

3. 被 HIV 阳性患者血液、体液污染的锐器刺伤后，应在 24 小时内去预防保健科抽血查 HIV 抗体，必要时同时抽患者血对比，按 1 个月、3 个月、6 个月复查，同时口服贺普丁（拉米呋定）每日 1 片，并通知医务处、院内感染科进行登记、上报、追访等。

（二）护理流程

医护人员发生针刺伤的护理流程见图 2-48：

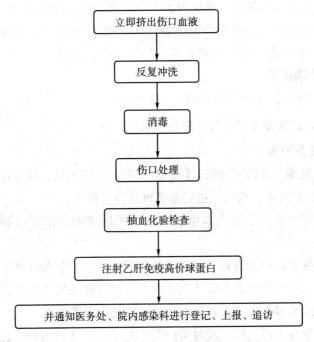

图 2-48　医护人员发生针刺伤的护理流程

第三节　患者意外伤害的应急预案与流程

一、发生跌倒、坠床的应急预案与流程

(一) 应急预案

1. 发生跌倒、坠床后，护士立即监测患者生命体征、精神状态。

2. 评估患者受伤程度。分为四级：0 级：无受伤；1 级：轻微伤，包括淤伤、擦伤、不需要缝合的撕裂伤等；2 级：重伤，包括骨折、头部外伤，需要缝合的撕裂伤；3 级：死亡。

3. 立即通知主管医生或值班医生，对患者伤情进一步评估，并进行相应处理。

4. 执行医嘱，做好监护，加强巡视。

5. 详细记录患者跌倒、坠床发生时间、地点、原因，跌倒、坠床后处理，并列为重点交班内容。

6. 对患者进行跌倒、坠床风险再评估，对患者及家属进行预防跌倒、坠床再教育，并采取改进措施。

7. 严格执行上报流程。及时向护士长汇报，12 小时内（重大事件 30 分钟内）护士长以口头、电话、短信等形式上报护理部，24 小时内网上填写《患者跌倒、坠床报告表》。1 周内科室组织讨论、分析原因，确定改进措施。

(二) 护理流程

患者发生跌倒、坠床的护理流程见图 2-49。

二、婴儿或儿童患者丢失的应急预案与流程

(一) 应急预案

1. 一旦发现，立即通知保卫科、主管医生、护士长、科主任。白天立即汇报医务科、护理部，夜间汇报院总值班及值班护士长。

2. 值班护士及护士长立即组织人员封闭病房的全部出口和楼道，仔细搜寻。

3. 通知保卫科协助寻找，立即启动监控录像，了解当时情况。

4. 询问监护人有关丢失婴儿或儿童患者的所有细节，安慰家属。

5. 婴儿或儿童患者丢失超过 1 小时，按规定报警。

6. 严格执行上报流程。及时向护士长汇报，12 小时内护士长以口头、电话、短信等形式上报护理部，24 小时内网上填写《护理安全不良事件报告》。

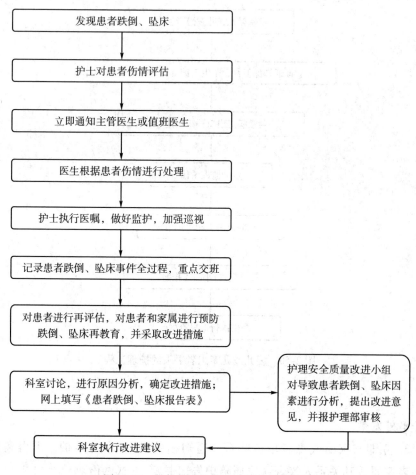

图 2-49 患者发生跌倒、坠床的护理流程

一周内科室组织讨论、分析原因，确定改进措施。

（二）护理流程

婴儿或儿童患者丢失的护理流程见图 2-50。

三、患者有自杀倾向的应急预案与流程

（一）应急预案

1. 发现患者有自杀倾向应当立即报告护士长及分管医生、值班医生。

2. 做好必要的防范措施，检查患者病房内环境及患者的抽屉，若发现私藏药品、锐器、绳索等危险物品，要予以没收；同时应检查并锁好阳台门窗，

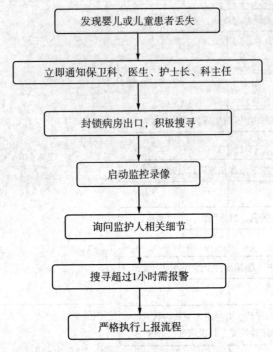

图 2-50 婴儿或儿童患者丢失的护理流程

防止意外发生。

3. 立即与家属或患者单位联系，通知相关人 24 小时陪护，不得离开；与患者家属或其关系人签署《家属陪护告知书》，一式两份。

4. 护士交班时应当把该患者作为详细交班对象，要求接班护士密切观察患者心理及情绪变化，经常巡视患者所在病房。

5. 发现患者已经实施自杀应立即通知医生奔赴现场，判断患者是否有抢救价值，如有抢救价值应尽可能实施抢救；如无抢救价值，应做好现场保护，包括患者自杀地和患者住院病床、遗物放置地点等。

6. 通知医务处或住院总值班，听从安排处理。

7. 做好家属安抚工作。

（二）护理流程

患者有自杀倾向的护理流程见图 2-51。

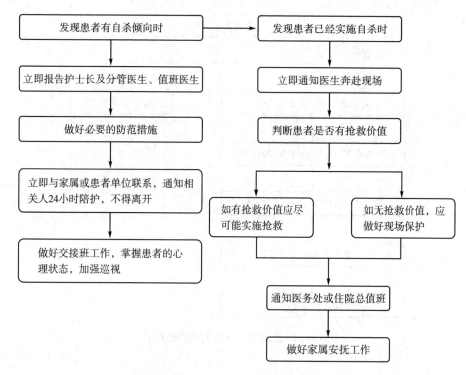

图 2-51 患者有自杀倾向的护理流程

四、患者发生误吸时的应急预案与流程

（一）应急预案

1. 当发现患者发生误吸时，立即使患者采取俯卧位，头低足高，叩拍背部，尽可能使吸入物排出，并通知医生。

2. 及时清理患者口腔内痰液、呕吐物等。

3. 监测生命体征和血氧饱和度，如出现严重发绀、意识障碍及呼吸频率、深度异常，在采用简易呼吸器维持呼吸的同时，急请麻醉科插管吸引。

4. 做好记录，必要时遵医嘱开放静脉通路，备好抢救仪器和物品。

5. 协助医生通知家属，向家属交代病情。

6. 做好护理记录。

（二）护理流程

患者发生误吸时的护理流程见图 2-52。

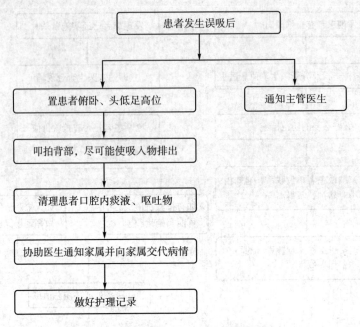

图 2-52　患者发生误吸时的护理流程

五、突发意外伤害事件批量伤员时的应急预案与流程

（一）应急预案

1. 院内外批量伤员执行医院抢救预案。

2. 急诊科护士接诊批量伤员，立即通知接诊医生、科主任、护士长，同时通知医务科，夜间通知院总值班、医务科，总值班向业务院长报告。

3. 接诊护士根据伤员轻重程度合理检诊，安排救治，配合医生抢救治疗。主任、护士长未到位时急诊救治医生负责总协调，根据医生抢救需要协助通知或请医院协助通知相关人员。被通知人员要求 10 分钟内到位。医疗科室负责人负责本科室工作后续人员协调。

4. 急诊科主任、护士长为第一协调人，负责总指挥协调，根据抢救需要通知相关医务人员。

5. 护理人员紧缺，执行护理人员紧急替代预案、启动护理应急组织。

6. 根据医嘱安排伤员住院、转院、离院等。

7. 做好护理记录。

（二）护理流程

突发意外伤害事件批量伤员时的护理流程见图2-53。

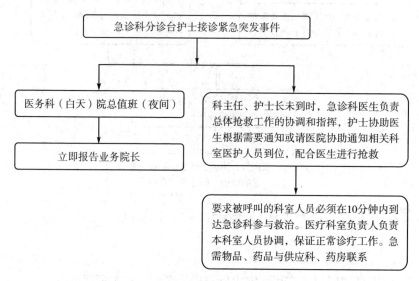

图 2-53 突发意外伤害事件批量伤员时的护理流程

六、化学药物泄漏时的应急预案与流程

（一）应急预案

1. 当有不明液体喷溅到患者衣物时，马上将接触的衣物脱下。

2. 溅到皮肤时，在第一时间内用大量流动水冲洗，也可用棉花或吸水布吸干皮肤上的药液，千万不要擦拭，然后用清水冲洗。

3. 通知医生并协助明确液体的性质，遵医嘱进行解毒处理。

4. 及时向上级汇报，协助了解事情经过，制订相应措施，总结经验，防止类似事件发生。

（二）护理流程

化学药物泄漏时的护理流程见图2-54。

七、有毒气体泄漏时的应急预案与流程

（一）应急预案

1. 发现有毒气体泄漏后，立即用湿毛巾捂住口鼻，并通知上级有关部门，协助组织疏散在场人员。

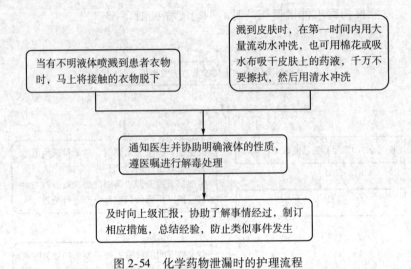

图 2-54　化学药物泄漏时的护理流程

2. 立即开窗通风，应用病室内所有通风设备，加强通风换气。

3. 如毒气源在病室内或附近，设法关闭毒气阀门，叮嘱在场人员远离毒气源。

4. 及时通知医生，积极救治出现中毒症状的患者，采取有效治疗及护理措施。

5. 维持病室秩序，保证患者医疗安全，安抚患者及家属。

（二）护理流程

有毒气体泄漏时的护理流程见图 2-55。

八、失窃的应急预案与流程

（一）应急预案

1. 维持好病房秩序，保证患者医疗护理安全，对可疑人员进行询问。

2. 加强巡视，做好安全工作，随手带门，经常检查门窗。

3. 介绍住院须知时向患者介绍安全知识，保管好贵重物品与现金。

4. 一旦发生失窃，做好现场保护工作。

5. 通知保卫科或总值班，协助做好侦破工作。

（二）护理流程

失窃的护理流程见图 2-56。

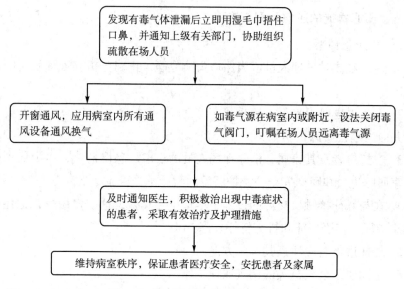

图 2-55 有毒气体泄漏时的护理流程

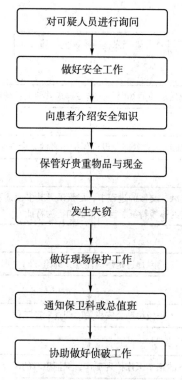

图 2-56 失窃的护理流程

九、遭遇暴徒的应急预案与流程

(一) 应急预案

1. 遭遇暴徒时护理人员应当保持头脑冷静，正确分析和处理发生的各种情况。

2. 设法报告保卫人员，夜间通知院总值班，或寻求在场其他人员的帮助，并向当地公安派出所报案。

3. 安抚患者及其家属，消除在场人员的焦虑、恐惧情绪，尽力保护患者及其家属的生命和财产安全，保护医院的财产不受侵犯。

4. 在与暴徒接触、交涉的过程中尽量诱导其多说话、多做事，记住暴徒的体貌特征、言语特征和行为特征。

5. 暴徒逃走后应注意其逃跑方向。

6. 主动协助公安机关的调查取证工作。

7. 尽快恢复病室的正常医疗护理工作，保证患者的医疗护理不受影响。

(二) 护理流程

遭遇暴徒的护理流程见图 2-57：

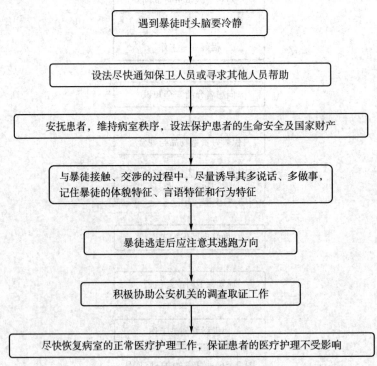

图 2-57　遭遇暴徒的护理流程

十、医疗纠纷滋事的应急预案与流程

（一）应急预案

1. 一旦发生医疗差错事故，须立即通知上级医生和科室主任，同时报告医院医政管理人员（白天为院医务处，夜间为院总值班人员）不得隐瞒。并积极采取补救措施，避免或减轻对患者身体健康的进一步损害，尽可能挽救患者生命。由护理因素导致的差错事故，除按上述程序上报外，同时按照护理体系逐级上报。

2. 由医政职能部门组织科室负责人查找原因。

3. 由医政职能部门组织多科会诊，参加会诊人员为当班最高级别医生。

4. 科室主任与医政职能部门共同决定接待患者家属的人员，并指定专人进行病情解释。确定经治医生和科室负责人为差错、事故或纠纷第一责任人，其他任何医务人员不得擅自参与处理。

5. 医政职能部门结合情况，决定是否封存《医疗事故处理条例》中所规定的病历内容。对于需要封存病历的，由职能部门人员、患者或其家属共同在场的情况下，立即对相关病历内容进行封存，制作封存笔录，封存病历由医院保管。最好封存病历复印件。

6. 疑似输液、输血、注射、药物引起的不良后果，在职能部门人员、患者或其家属共同在场的情况下，立即对实物进行封存，制作封存笔录，封存实物由医院保管。

7. 如患者死亡，应动员家属进行尸体解剖，并在病历中记录。

8. 如患者需专科治疗，各科室必须竭力协作。

9. 当事科室须在 24 小时内就事实经过写书面报告，同时提出初步处理意见，上报医务处。

10. 任何科室和个人不得私自减免患者住院费用。

（二）护理流程

医疗纠纷滋事的护理流程见图 2-58：

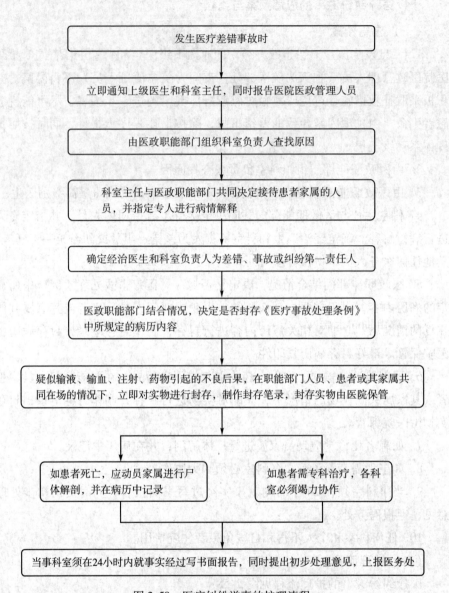

图 2-58　医疗纠纷滋事的护理流程

第四节　仪器设备突发故障的应急预案与流程

一、使用呼吸机突遇断电的应急预案与流程

（一）应急预案

1. 在住院患者使用呼吸机过程中，如果突然遇到意外停电、跳闸等紧急情况时，医护人员应采取补救措施，以保护患者使用呼吸机的安全。

2. 值班护士应熟知本病房、本班次使用呼吸机患者的病情。

3. 当发生突然断电呼吸机不能有效运转时，医护人员应立即使用简易呼吸器维持有效呼吸，通知值班医生查看患者。值班护士注意观察患者面色、呼吸、意识等。

4. 通知配电室、院办公室查找停电原因，尽快通电或启动备用电源。

5. 恢复通电后根据医嘱调整患者呼吸机使用参数，重新将呼吸机与患者呼吸道连接，恢复人工通气，密切观察患者病情变化。

6. 停电期间本病区医生、护士不得离开患者，以便随时处理紧急情况。护理人员应遵医嘱给予患者药物治疗。

7. 护理人员将停电经过及患者生命体征等准确记录于护理病历中。

8. 带有蓄电池的呼吸机平日应定期充电，使蓄电池始终处于饱和状态，以保证在出现突发情况时能正常运行。护理人员应定期观察呼吸机蓄电池充电情况及呼吸机性能是否正常。

（二）护理流程

患者使用呼吸机突遇断电的护理流程见图2-59：

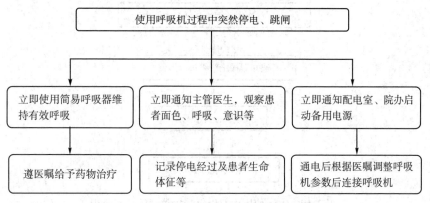

图 2-59　患者使用呼吸机突遇断电的护理流程

二、使用中心吸氧装置故障的应急预案与流程

（一）应急预案

1. 发生中心吸氧装置故障时医务人员应采取补救措施，保证患者安全。

2. 科室有备用氧气袋时连接吸氧管，继续为患者吸氧。

3. 必要时联系氧气房，送备用氧气筒装置至床旁，给予吸氧。当氧气筒压力表低于 $5kg/cm^2$，立即请氧气房送氧气筒备用。

4. 密切观察患者缺氧症状有无改善以及其他病情变化。

5. 立即通知器械维修组进行维修。

6. 向家属做好解释及安慰工作。

7. 严格执行上报流程。向医生、护士长汇报，非上班时间应向值班医生、值班护士长汇报，必要时报告总值班。

（二）护理流程

患者使用中心吸氧装置故障的护理流程见图 2-60：

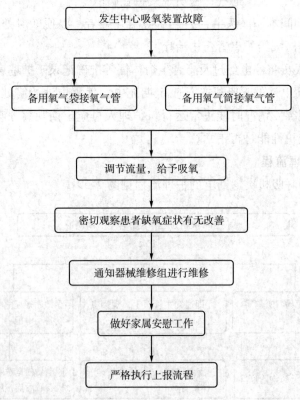

图 2-60 患者使用中心吸氧装置故障的护理流程

三、使用中心吸引装置故障的应急预案与流程

（一）应急预案

1. 发现中心吸引装置故障，先分离吸痰管与中心吸引装置，然后用注射器连接吸痰管吸痰。

2. 注射器抽吸效果不佳，连接备用吸痰器或洗胃机进行吸引。

3. 密切观察患者呼吸道分泌物情况，必要时再次吸引。

4. 立即通知维修组进行维修。

5. 向患者家属做好解释与安慰工作。

6. 严格执行上报流程。汇报医生、护士长，非上班时间，汇报值班医生、值班护士长，必要时汇报总值班。

（二）护理流程

患者使用中心吸引装置故障的护理流程见图 2-61：

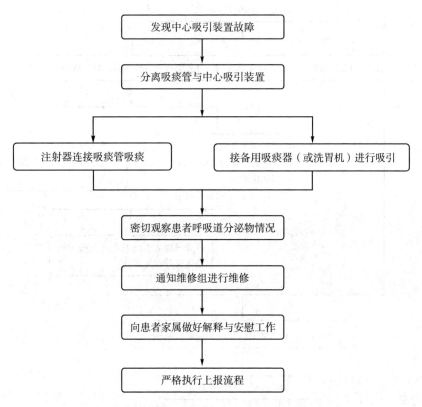

图 2-61　患者使用中心吸引装置故障的护理流程

四、除颤仪故障的应急预案与流程

(一) 应急预案

1. 除颤仪使用过程中发现故障，责任护士继续行心肺复苏（CPR），同时汇报医生、护士长。

2. 办公班查看故障原因，做好故障排除。

3. 低压电源（或电池）报警时检查是否电池充电不足，立即连接插头。

4. 监视器或记录器报警时，检查电极是否与人体接触不良或脱落。

5. 若故障不能排除，立即寻求除颤仪摆放最近医疗单元帮助。

6. 密切观察患者病情变化，积极配合医生抢救与用药治疗。

7. 立即通知维修组进行维修。

(二) 护理流程

患者使用除颤仪过程中出现故障的护理流程见图 2-62：

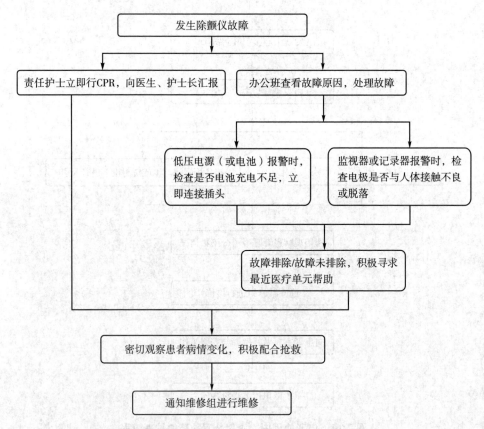

图 2-62　患者使用除颤仪过程中出现故障的护理流程

五、输液泵故障的应急预案与流程

（一）应急预案

1. 发现输液泵故障立即查看故障原因，做好故障排除。

2. 气泡报警时将空气及时排除，检查气泡探头是否干净，如有污染，用酒精棉球擦干净或更换泵内输液器软管位置。

3. 堵塞报警时，检查是否是输液调节器关闭、留置针堵塞等，及时处理。

4. 滴速报警时，按输液器选择正确型号。

5. 电池欠压报警时，正确连接外部电源，必要时手动输液。

6. 暂停超时报警时，重新启动输液即可。

7. 低温报警时，提高室温至11℃。

8. 若故障不能排除，重新更换输液泵，做好患者及家属的解释工作。

9. 若无输液泵，遵医嘱调节输液滴数，做好解释。向护士长、医生汇报，外借输液泵。

10. 立即通知维修组进行维修。

（二）护理流程

患者使用输液泵过程中出现故障的护理流程见图2-63。

六、注射泵故障的应急预案与流程

（一）应急预案

1. 发现注射泵故障立即查看故障原因，做好故障排除。

2. 残留报警时按消音键清除，提示药液残余。

3. 注射完毕报警时按消音键清除，及时更换新的药液或停止注射。

4. 管路堵塞报警时查看管路是否折叠、针头是否堵塞，及时排除故障或重新注射。

5. 电源线脱落报警时接上电源线。

6. 电池欠压报警时可进行充电或接上电源线。

7. 若故障不能排除，重新更换注射泵，做好患者及家属的解释工作。

8. 若无注射泵，向护士长、医生汇报，外借注射泵。

9. 若使用了血管活性药物，护士需密切观察患者病情变化，做好生命体征监测。

10. 立即通知维修组进行维修。

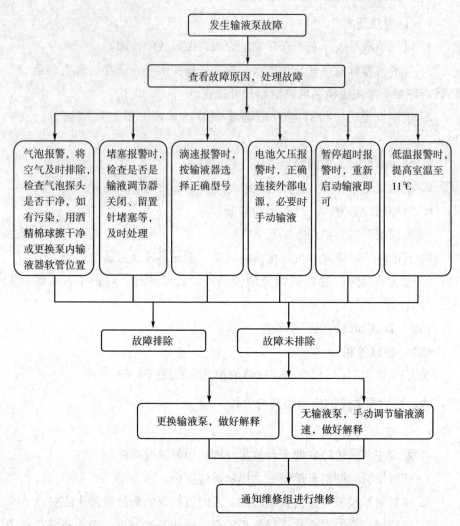

图 2-63   患者使用输液泵过程中出现故障的护理流程

（二）护理流程

患者使用注射泵过程中出现故障的护理流程见图 2-64。

七、监护仪故障的应急预案与流程

（一）应急预案

1. 发现监护仪故障，立即查看故障原因，做好故障排除。

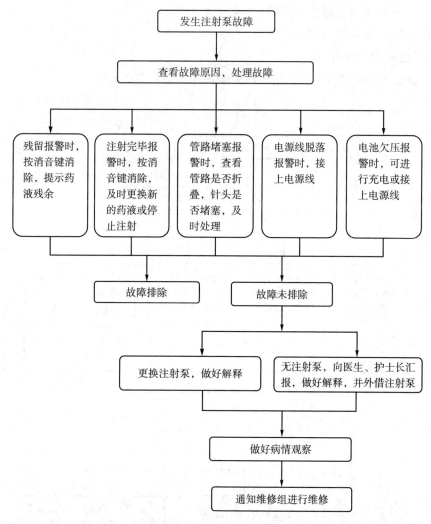

图 2-64　患者使用注射泵过程中出现故障的护理流程

2. 白屏、花屏时，检查主控板接线是否稳固。

3. 心电波无波形时，检查心电导联外接部位。

4. 心电波形杂乱时，将心电幅度调到合适值，观察到整幅波形。

5. SPO₂数值异常时，保持患者情绪稳定，注意保暖，不在同侧手臂同时测量血压和血氧。血氧延长线损坏应及时更换。

6. 若故障不能排除，重新更换监护仪，做好患者及家属的解释工作。

7. 若无监护仪，向护士长、医生汇报，外借监护仪。

8. 密切观察患者生命体征，做好手动监测生命体征。

9. 立即通知维修组进行维修。

（二）护理流程

患者使用监护仪过程中出现故障的护理流程见图 2-65：

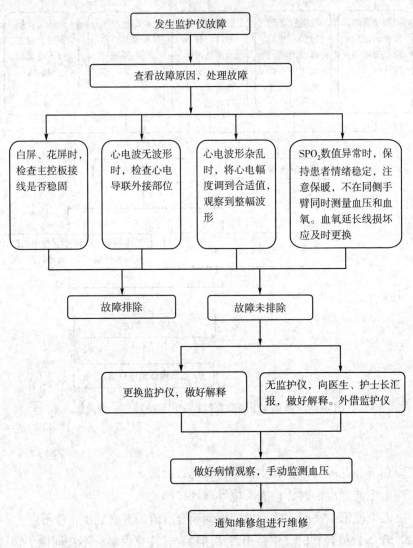

图 2-65　患者使用监护仪过程中出现故障的护理流程

八、洗胃机故障的应急预案与流程

（一）应急预案

1. 应先关闭洗胃机，分离胃管，流出胃内容物，向患者或家属做好解释与安慰工作。

2. 将备用洗胃机立即推至患者床旁，连接胃管继续洗胃。

3. 若备用洗胃机也在应用，立即用量筒或 50ml 注射器进行灌洗，直至洗胃液澄清无味。

4. 立即通知维修组，维修洗胃机。

（二）护理流程

患者使用洗胃机过程中出现故障的护理流程见图 2-66：

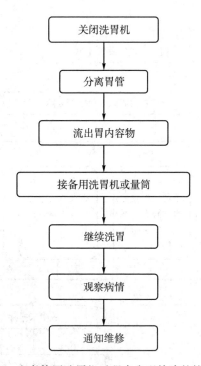

图 2-66　患者使用洗胃机过程中出现故障的护理流程

九、设备带故障的应急预案与流程

（一）应急预案

1. 发现设备带故障，立即查看故障原因。

2. 吸氧装置氧流量不稳定：检查是否漏气，联系维修。

3. 吸引装置压力不足：检查是否中心供压不足，联系制氧机房。

4. 插座无电：检查设备带电源总开关是否打开。

5. 呼叫器按铃无反应：检查呼叫器是否关闭音量。

6. 若故障不能排除，及时向护士长汇报。

7. 立即通知维修组进行维修。

（二）护理流程

发生设备带故障的护理流程见图 2-67：

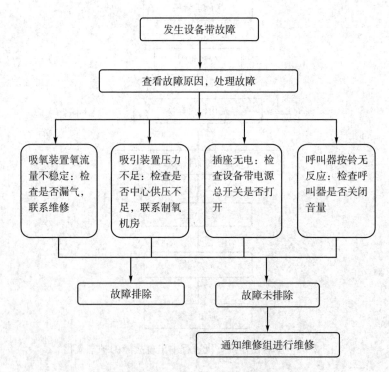

图 2-67　发生设备带故障的护理流程

十、控温毯故障的应急预案与流程

(一) 应急预案

1. 发现控温毯故障，立即查看故障原因，做好故障排除。

2. 温度报警：检查温度报警设置是否正确，及时调节。

3. 缺水报警：检查水箱水位线，及时添加水至水位线。

4. 传感器报警：检查传感器探头是否在位，及时连接。

5. 若故障不能排除，向护士长汇报。

6. 立即通知维修组进行维修。

(二) 护理流程

患者使用控温毯发生故障时的护理流程见图 2-68：

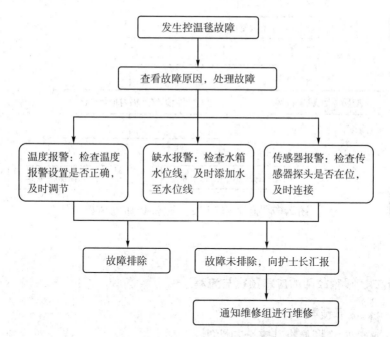

图 2-68　患者使用控温毯发生故障时的护理流程

十一、抢救复苏台故障的应急预案与流程

（一）应急预案

1. 远红外辐射抢救台应定期检查其安全和性能。

2. 发现远红外辐射抢救台故障或报警，应立即查明原因并排除故障。

3. 有无法排除的故障时，立即将新生儿移至另外的远红外辐射抢救台保暖，同时监测体温。

4. 向值班医生及护士长汇报，并通知器械科维修，悬挂故障报修的标识。

（二）护理流程

抢救复苏台发生故障时的护理流程见图 2-69：

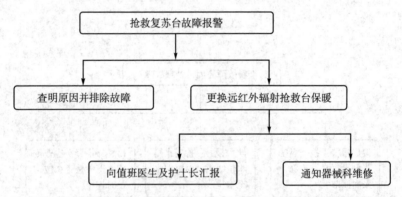

图 2-69　抢救复苏台发生故障时的护理流程

十二、暖箱故障的应急预案与流程

（一）应急预案

1. 暖箱应定期检查其安全和性能。

2. 发现暖箱故障或暖箱报警，应立即查明原因并排除故障。

3. 有无法排除的故障时，立即将新生儿移至远红外辐射抢救台保暖，同时监测体温。

4. 向值班医生及护士长汇报，并通知器械科维修，悬挂故障报修的标识。

5. 重新取用空置暖箱，接通电源预热，并设定原暖箱的箱温。

6. 完成预热后，将患儿重新放入暖箱并监测体温。

（二）护理流程

暖箱发生故障时的护理流程见图 2-70：

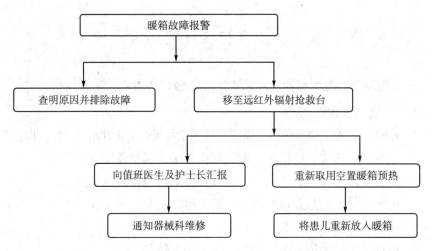

图 2-70 暖箱发生故障时的护理流程

第三章　专科护理应急预案与流程

第一节　手术室护理应急预案及流程

一、突发公共卫生事件时手术室的应急预案与流程

（一）应急预案

1. 凡遇引发 10 人以上创伤、需要紧急手术救援的灾害性事件，应立即报告。
2. 值班护士详细了解伤员人数、创伤部位、病情及实施的手术。
3. 报告麻醉医师、护士长，节假日及夜间还应报告总值班。
4. 护士长做出应急处理的同时，报告科护士长、科主任。
5. 科护士长报告护理部。
6. 值班护士按病情及手术需要，准备手术物品。
7. 根据创伤危及生命的程度，按照轻重缓急合理安排手术次序。
8. 配合抢救。

（二）护理流程

突发公共卫生事件时手术室的护理流程见图 3-1：

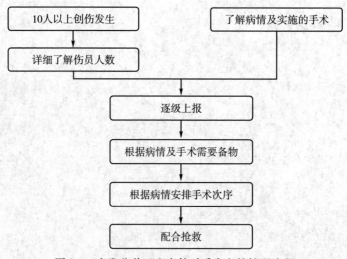

图 3-1　突发公共卫生事件时手术室的护理流程

二、手术患者呼吸心跳骤停的应急预案与流程

（一）应急预案

1. 手术患者进入手术室，在手术开始前发生呼吸、心跳骤停，应立即行胸外心脏按压、人工呼吸、气管插管，快速建立静脉通路，根据医嘱应用抢救药物。同时呼叫其他医务人员帮助抢救。必要时准备开胸器械，行胸内心脏按压术，在抢救过程中应注意心、肺、脑复苏，必要时开放两条静脉通路。

2. 术中患者出现呼吸、心跳骤停时先行胸外心脏按压术，未行气管插管的患者应立即行气管插管辅助呼吸，必要时再开放一条静脉通路。

3. 参加抢救人员应注意互相密切配合，有条不紊，严格查对，及时做好记录，并保留各种药物安瓿及药瓶，做到据实准确地记录抢救过程。

4. 护理值班人员严格遵守科室各项规章制度，坚守岗位，术中密切观察病情，以便及时发现病情变化，尽快采取抢救措施。

5. 急救物品做到"四固定"，班班清点，完好率达100%，保证应急使用。

6. 护理人员熟练掌握心肺复苏流程及各种急救仪器的使用方法和注意事项。

（二）护理流程

手术患者呼吸心跳骤停的护理流程见图3-2。

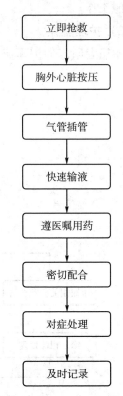

图3-2 手术患者呼吸心跳骤停的护理流程

三、手术患者坠床的应急预案与流程

（一）应急预案

1. 巡回护士保持镇定，立即检查患者坠床部位、受伤部位，通知医生、护士长，协调相关科室医生会诊，在会诊医生的指导下，由手术医生、麻醉师、洗手护士、巡回护士共同将患者搬至手术床。若为清醒患者，做好患者的安抚工作。

2. 根据会诊情况给予相关处理。

3. 检查患者全身情况，准确判断患者头部及身体有无跌伤、有无四肢骨折，进行相应处理。

4. 根据病情需要做好急救准备，遵医嘱给予相应处理。

5. 巡回护士立即检查输液情况，若针头已脱出，需重新进行静脉穿刺。

6. 严密观察患者的生命体征，若有危急情况马上参与抢救，并仔细核对抢救用药。

7. 当事护士详细记录事件经过，由科室主任及护士长对患者的家属做好解释安慰工作。

（二）护理流程

手术患者坠床的护理流程见图 3-3：

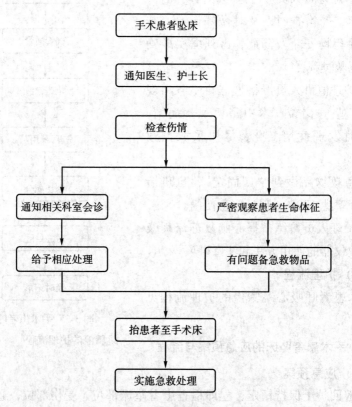

图 3-3　手术患者坠床的护理流程

四、接错手术患者的应急预案与流程

（一）应急预案

1. 发现接错手术患者后立即上报护士长，通知手术医生。

2. 妥善安置患者，做好解释安慰工作。

3. 如已经做好静脉穿刺、麻醉、深静脉穿刺等工作，注意保护性医疗，与护士长、麻醉师、术者共同协商，做好患者及家属的安慰、交代工作。

4. 由巡回护士陪同，安全送回该患者，仔细核对病历，重新接原手术患者。

5. 按护理缺陷上报流程逐级汇报处理。

（二）护理流程

接错手术患者的护理流程见图 3-4：

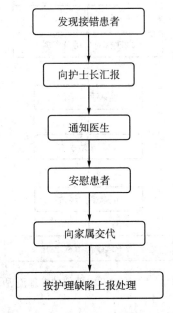

图 3-4　接错手术患者的护理流程

五、手术开错部位的应急预案与流程

（一）应急预案

1. 立即停止手术，注意保护性医疗，不慌乱，不在手术间讨论。

2. 向护士长及科主任汇报，采取妥善的应急措施。

3. 重新核对病历及相关检查资料，确认手术部位后缝合原切口，重新开

始手术。

4. 当班护士详细记录事件的经过，留取整个事件的原始资料。

5. 按护理缺陷上报流程逐级汇报处理。

（二）护理流程

手术开错部位的护理流程见图3-5：

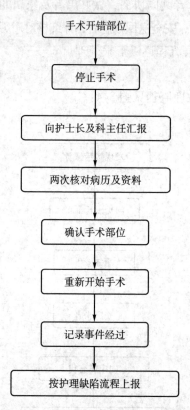

图3-5　手术开错部位的护理流程

六、术中发生电灼伤的应急预案与流程

（一）应急预案

1. 如为电击伤，立即停止使用高频电刀并切断电源，通知术者、麻醉师、护士长，夜班上报夜班护士长、总值班，观察病情，给予对症处理。严重者通知相关科室及时进行抢救。

2. 保护现场仪器状态，通知器械工程师查找原因。

3. 如为皮肤电灼伤，通知术者、麻醉师、护士长，请相关科室会诊，对症处理，采取必要的保护措施。

4. 保护好受伤部位，较小的烧伤涂抹烫伤药物。

5. 巡回护士检查仪器的功能状态与连接情况，及时通知器械科更换或维修。

6. 在手术护理记录单上做详细记录，并与病区护士当面交接。

7. 术后随访，观察患者的皮肤变化情况。

8. 按照护理缺陷上报流程逐级汇报处理。

（二）护理流程

术中发生电灼伤的护理流程见图 3-6：

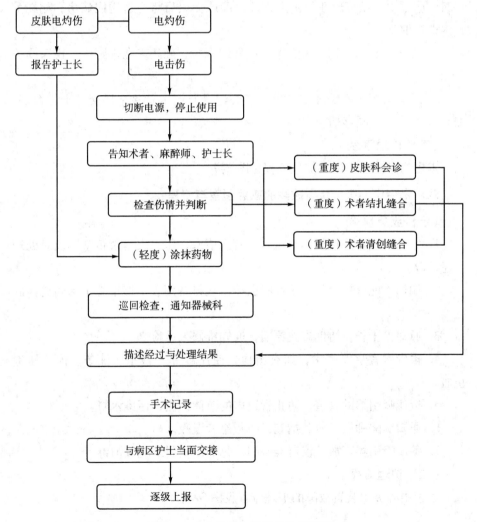

图 3-6　术中发生电灼伤的护理流程

七、术中物品清点不清的应急预案与流程

(一) 应急预案

1. 术中发现物品清点不清时立即报告术者，暂停手术，协助在术野内查找，洗手护士在无菌台面上查找，巡回护士在手术台无菌范围以外的手术间内查找。

2. 台上、台下仔细查找，包括手术台、器械车、脚底、污染敷料、手术衣、垃圾袋、吸引器瓶、房间各个角落。通知护士长，再次查找。

3. 可显影物品通知放射科即刻拍片，确认是否遗留术野内。术中无法拍片时，应于手术结束后在手术室拍片，确认无误后将患者送回病房。如在术野内即行取出。

4. 不显影物品，请术者在术野内仔细查找，确认未在术野内，遵医嘱关闭切口。

5. 术后另填手术护理记录单，详细记录并请术者签字后交护士长存档。如有 X 线片，一同存档。

(二) 护理流程

术中物品清点不清的护理流程见图 3-7。

八、术中中心吸引装置故障的应急预案与流程

(一) 应急预案

1. 仔细检查各连接处是否脱落、有无堵塞、压力表是否正常，及时处理上述情况。

2. 如仍不能有效吸引，更换吸引接口或将备用吸引器推至手术间更换后继续手术。

3. 通知护士长，协助查找原因，通知维修人员检修。

4. 报告术者暂停手术，如有出血，使用纱布、纱垫、棉条、棉片压迫止血。

5. 折住吸引器的管道，防止管道内的液体回流，污染术野。

6. 通知麻醉师做好应急措施，防止患者误吸。

7. 备用吸引器存放于仪器准备间，每周由敷料班检查消毒。

(二) 护理流程

术中中心吸引装置故障的护理流程见图 3-8：

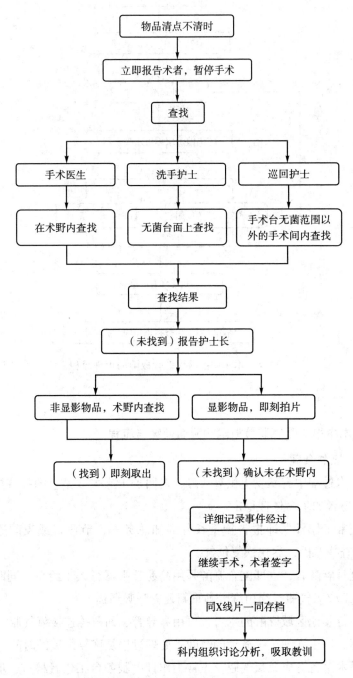

图 3-7 术中物品清点不清的护理流程

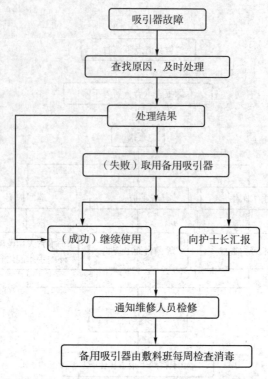

图 3-8　术中中心吸引装置故障的护理流程

九、术中中心吸氧装置故障的应急预案与流程

（一）应急预案

1. 手术过程中突然发生供氧故障，巡回护士应采取紧急的补救措施，以保证手术患者的生命体征稳定。

2. 正常工作日立即报告护士长并通知总务科，节假日或夜间通知总值班，即刻查找原因，尽快恢复供气。

3. 全身麻醉者，立即配合麻醉师用简易呼吸器行人工给氧，同时由巡回护士或护工取氧气瓶，交由麻醉师重新建立呼吸通道。

4. 施行其他区域麻醉的术者，可用鼻导管、面罩等连接氧气瓶。

5. 巡回护士详细记录故障的时间、处理过程及恢复供氧的时间。

6. 手术室备有应急氧气瓶，正常工作日由服务台工作者检查，值班期间由值班人员检查，保证气源充足，以备应急。

7. 逐级汇报。

（二）护理流程

术中中心吸氧装置故障的护理流程见图 3-9：

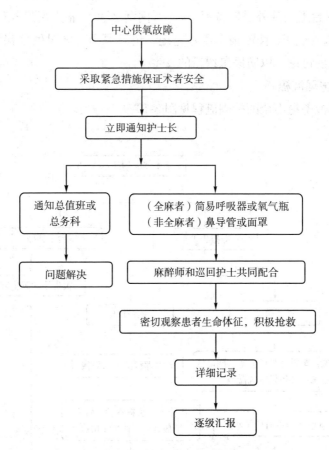

图 3-9　术中中心吸氧装置故障的护理流程

十、手术器械备物不全的应急预案与流程

（一）应急预案

1. 择期手术，每天由敷料室护士认真核对手术通知单，根据手术通知单需求准备物品。遇特殊物品，应及时与手术医生、护士长沟通，协调解决。

2. 急诊手术，若发现器械物品不全时，先用可替代常规器械先行手术，正常工作日由敷料室护士解决，值班时由巡回护士按照手术需求快速消毒器械，做好登记，记录原因，以便追溯。

3. 择期手术外送器械，术前一天由敷料室护士与供应室护士根据手术通知单共同确认。若择期手术器械未在规定的时间内送至供应室，应立即通知手术医生解决。

4. 手术当天由洗手护士根据手术通知单再次确认外送器械是否到位。

5. 手术台上发现外送器械不全时，向手术医生汇报，后通知厂家，并送手术室消毒，向护士长汇报，做好登记，记录原因。同时做好保护性医疗，不在患者面前讨论，以防医患纠纷的发生。

（二）护理流程

手术器械备物不全的护理流程见图 3-10：

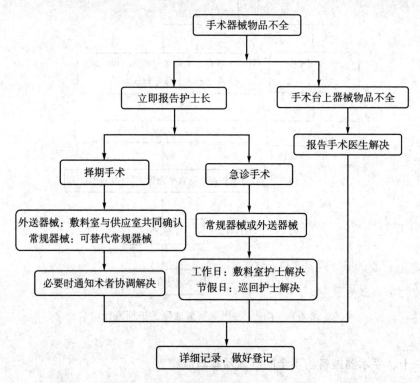

图 3-10　手术器械备物不全的护理流程

十一、停电时手术室的应急预案与流程

（一）应急预案

1. 计划停电时应事先通知手术室，做好应急准备，确保手术安全。

2. 白天突然停电时，即刻查找原因并上报有关部门解决。同时注意患者安全，配合好麻醉师做好人工呼吸，5 分钟内未恢复供电，准备应急灯并协调好各方面的工作。

3. 夜间手术突然停电时，值班人员应冷静面对，头脑清晰，禁止来回走动，避免碰撞。

4. 根据手术情况，巡回护士迅速将备用应急照明灯取来使用。

5. 洗手护士应协助保护好患者切口，避免大量出血，引起感染。

6. 记录停电过程、时间以及手术过程和患者情况。

（二）护理流程

停电时手术室的护理流程见图 3-11：

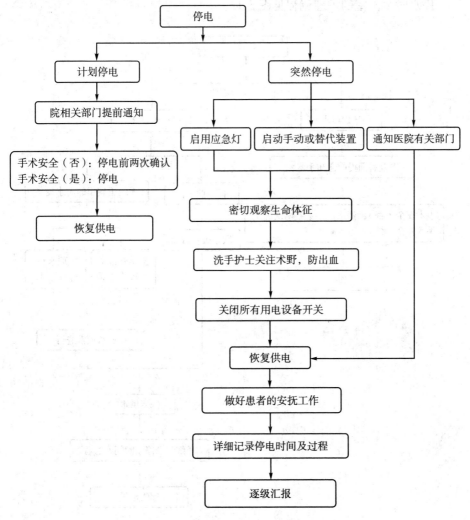

图 3-11　停电时手术室的护理流程

十二、停水时手术室的应急预案与流程

（一）应急预案

1. 计划停水时应事先通知手术室，护士长及有关人员做好协调工作，确保手术安全。

2. 突然停水时立即报告护士长，联系医院后勤部门，查找原因，协调解决。

3. 如在医生刷手时停水，协助医生用无菌水刷手，并提供外科手消毒替代品。

4. 详细记录停水时间及过程，并逐级汇报。

（二）护理流程

停水时手术室的护理流程见图 3-12：

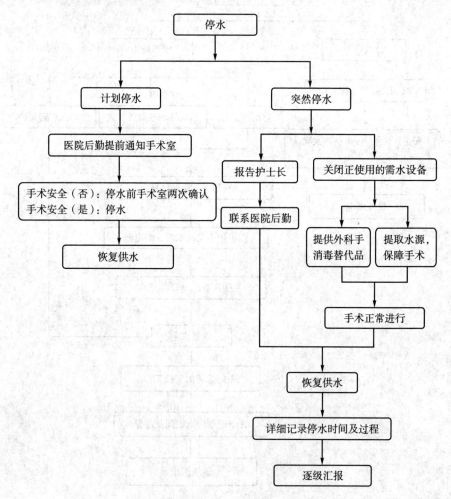

图 3-12　停水时手术室的护理流程

十三、火灾时手术室的应急预案与流程

（一）应急预案

1. 医护人员保持清醒、冷静，如火灾发生在白天，听从护士长安排，若发生在夜间，由值班护士负责，有组织、有秩序地将患者转移至安全区域，迅速移走易燃易爆等物品。

2. 火势较小时，用灭火器、自来水等灭火工具在第一时间灭火。

3. 火势较大难以控制时应保证患者安全，同时上报医院有关部门，并拨打报警电话"119"。

4. 报警时要清晰地说出火灾发生的准确地点及具体情况，使消防人员迅速有备而来。

5. 巡回护士或值班护士立即关闭室内电源，保持消防通道通畅。

6. 根据手术患者情况，由术者迅速封闭切口，麻醉师立即连接好各种抢救设备如氧气袋、呼吸机等，由术者、洗手护士、巡回护士共同将患者从安全通道有秩序地撤离，做好患者或家属的安抚工作。

7. 若大火已封闭出口时应留在手术房间，用敷料、被子等堵塞门缝，并用水降温，等待消防人员前来营救。

（二）护理流程

火灾时手术室的护理流程见图 3-13。

十四、地震时手术室的应急预案与流程

（一）应急预案

1. 一旦发生地震，正常工作日听从护士长安排，若发生在夜间或节假日，由高年资护士负责，有组织、有秩序地将患者及工作人员转移至安全区域。

2. 地震来临时，所有手术组人员共同听从主刀医生指挥，评估患者情况。若患者情况平稳，可迅速封闭切口转移，麻醉师、巡回护士准备好抢救物品，由麻醉师、巡回护士、手术医生、护工转移患者至安全地带。

3. 若患者情况不稳定，如有出血等紧急情况，手术人员应沉着冷静，继续手术，直至患者情况稳定。

4. 必要时巡回护士应备好水源、应急灯等，以防不能及时转移，等待救援。

5. 关闭水源、电源、气源、热源等，防止火灾的发生，正常工作日由手术室技术员负责，节假日由巡回护士负责，并维持安全通道的畅通。

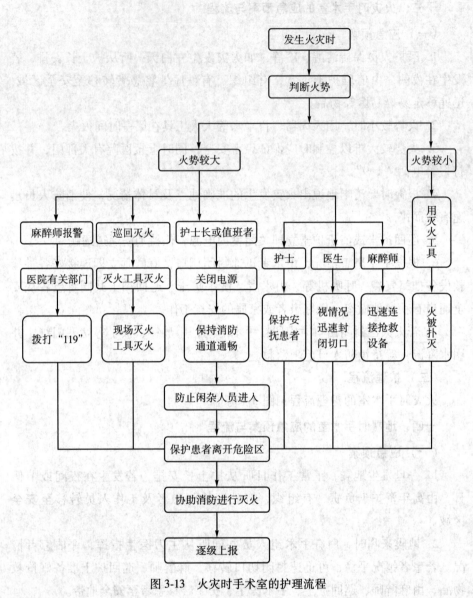

图 3-13　火灾时手术室的护理流程

（二）护理流程

地震时手术室的护理流程见图 3-14：

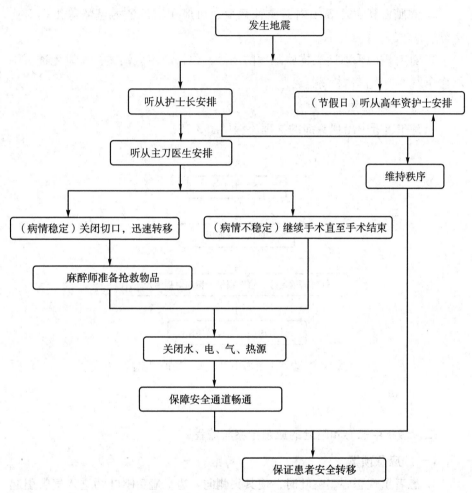

图 3-14　地震时手术室的护理流程

第二节　血液净化中心护理应急预案及流程

一、透析中出现头痛的应急预案与流程

（一）应急预案

1. 积极寻找原因，常见原因有透析失衡综合征、严重高血压和脑血管意

外等。对于长期饮用咖啡者，由于透析中咖啡血浓度降低，也可出现头痛表现。

2. 明确病因，针对病因进行干预。

3. 无脑血管意外等颅内器质性病变，可应用对乙酰氨基酚等镇痛对症治疗。

4. 针对诱因采取适当措施是预防关键，包括应用低钠透析，避免透析中高血压发生、规律透析等。

（二）护理流程

患者在透析中出现头痛的护理流程见图 3-15：

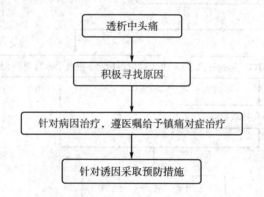

图 3-15　患者在透析中出现头痛的护理流程

二、透析中恶心和呕吐的应急预案与流程

（一）应急预案

1. 患者出现恶心、呕吐时，使其头侧向一边，避免呕吐物进入气管引起窒息。

2. 减慢血流量，必要时补充生理盐水、高渗糖或盐水，可使用维生素 B_6、甲氧氯普胺等。

3. 密切观察同时出现的其他症状，如低血压、高血压、头痛等，明确引起不适的原因，及早采取针对性的措施，减轻患者的痛苦。

4. 做好宣教工作，嘱患者在透析中尽量少进食，防止低血压的发生。

（二）护理流程

患者在透析中出现恶心和呕吐的护理流程见图 3-16：

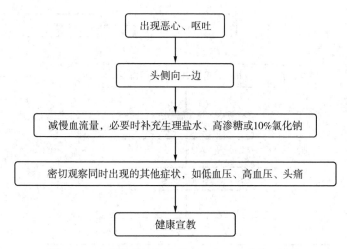

图 3-16　患者在透析中出现恶心和呕吐的护理流程

三、透析中空气栓塞的应急预案与流程

（一）应急预案

1. 一旦发现空气进入体内，立即夹住静脉管道，关闭血泵。

2. 协助患者采取头低足高、左侧卧位。

3. 嘱患者镇静、进行深呼吸，立即通知医生。

4. 高流量吸氧，确保气道的畅通。清醒患者用面罩吸纯氧。

5. 意识丧失患者，应用气管插管行机械通气。

6. 静脉应用地塞米松、低分子右旋糖酐，减轻脑水肿，改善微循环。

7. 进入体内空气量多，需进行锁骨下静脉穿刺抽气或直接心脏穿刺。

8. 使用高压氧疗法。

（二）护理流程

患者在透析中发生空气栓塞的护理流程见图 3-17。

四、透析中发热的应急预案与流程

（一）应急预案

1. 做好心理护理，缓解患者紧张焦虑的心情。

2. 密切观察体温、脉搏、呼吸、血压的变化，在透析前及透析结束后均常规测量一次，对体温超过 38.5℃ 的患者每 2 小时测量一次体温，经过物理

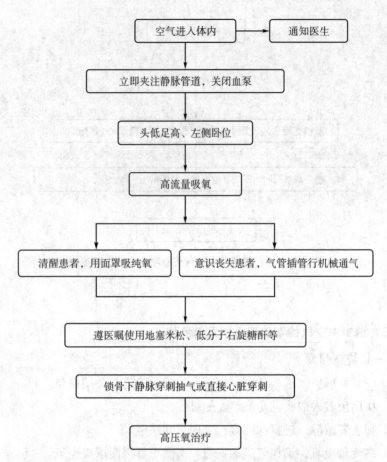

图 3-17   患者在透析中发生空气栓塞的护理流程

或药物降温后 30 分钟要复测体温，并详细记录。

3. 体温超过 39℃者应给予物理降温，并降低透析液温度，或给予药物治疗，服用退热剂后应密切注意血压的变化，防止血压下降。

4. 畏冷、寒战的患者应注意保暖，提高透析液温度，并注意穿刺手臂的固定，防止针头滑落。

5. 高热患者处于高分解代谢状态，为高凝体质，应注意密切观察透析管路及透析器内血液的颜色、静脉压及跨膜压值，防止凝血。

6. 高热患者由于发热和出汗，故超滤量不宜设定过多。

7. 为维持一定的血药浓度，发热患者抗生素治疗应在透析后进行。

8. 护士在操作过程中应严格遵守无菌操作规程，杜绝因违反操作规程而发生的感染；动静脉内瘘穿刺时严格消毒皮肤，透析结束后用无菌棉球和纱布包扎，要求患者血液透析当天保持敷料干燥，平时注意保持穿刺处皮肤清洁，防止感染。

9. 待患者感染控制后，应及时调整干体重。

（二）护理流程

患者在透析中出现发热的护理流程见图 3-18：

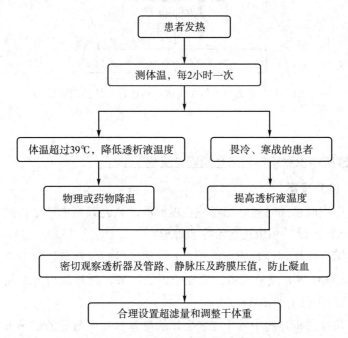

图 3-18　患者在透析中出现发热的护理流程

五、透析中胸痛和背痛的应急预案与流程

（一）应急预案

1. 积极寻找原因，常见原因是心绞痛，其他原因还有透析中溶血、低血压、空气栓塞、透析失衡综合征、心包炎、胸膜炎等。

2. 在明确病因的基础上采取相应治疗。

3. 应针对胸背疼痛的原因采取相应的预防措施。

（二）护理流程

患者在透析中出现胸痛和背痛的护理流程见图 3-19：

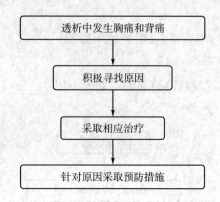

图 3-19　患者在透析中出现胸痛和背痛的护理流程

六、透析中皮肤瘙痒的应急预案与流程

（一）应急预案

1. 发生皮肤瘙痒时做好患者的心理护理，减轻其焦虑情绪，提高患者对治疗的依从性，使其积极配合治疗和护理。

2. 使用生物相容性好的透析器充分预冲，以减少环氧乙烷等消毒剂的残留引起的皮肤瘙痒。充分透析，增加透析的次数，延长透析的时间，改用透析方式（如 HP+HD、HDF）等。

3. 对只在透析过程中发生皮肤瘙痒的患者，在可耐受的情况下将透析液的温度降至 35℃ 以下。

4. 做好皮肤护理，拍打皮肤，皮肤干燥者涂润肤露。用温水擦浴，水温以 40℃ 为宜。注意个人卫生，内衣床单以纯棉为宜，禁用刺激性物品，如肥皂、酒精等。

5. 遵医嘱使用炉甘石洗剂、扑尔敏等抗组胺药，罗盖全等纠正钙、磷代谢紊乱的药物。积极治疗原发病，如糖尿病、肿瘤、继发性甲状旁腺功能亢进等。

6. 做好饮食指导，减少动物内脏、含磷高的食物摄入；尽量避免饮含咖啡因、酒精的饮料，以避免血管扩张，引起瘙痒。定期查生化值：监测血钙、磷，及时调整。

（二）护理流程

患者在透析中出现皮肤瘙痒的护理流程见图 3-20：

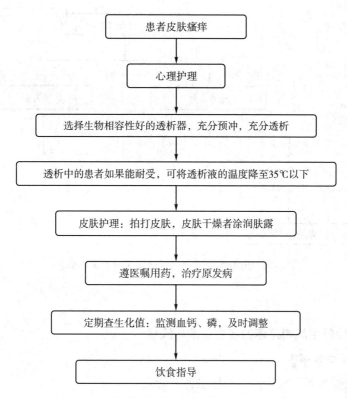

图 3-20　患者在透析中出现皮肤瘙痒的护理流程

七、透析中低血压的应急预案与流程

（一）应急预案

1. 停止超滤脱水，及时通知医生。

2. 将患者置于平卧位，必要时吸氧（3L/min）。

3. 立即回输生理盐水 200～300ml（或 50%GS、10%NaCl 静脉壶缓慢推注）。

4. 密切观察患者的病情变化，复测血压，必要时遵医嘱服用升压药物。

5. 仍然低血压时回血，终止血透，积极寻找诱发低血压的原因，加以解除。

（二）护理流程

患者在透析中出现低血压时的护理流程见图 3-21：

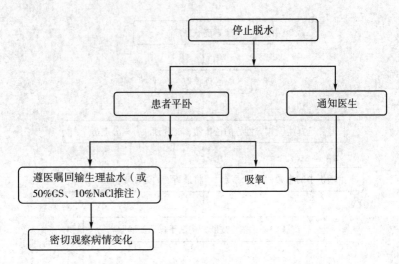

图 3-21 患者在透析中出现低血压时的护理流程

八、透析中肌肉痉挛的应急预案与流程

（一）应急预案

1. 做好患者心理护理，指导患者不紧张。

2. 下肢痉挛：让患者身体下移，用脚掌顶住床档，用力伸展肢体，或帮患者拿捏痉挛的肌肉。对痉挛严重者可以扶其站立，用力站直。腹部痉挛：用热水袋保暖，但温度不可过高，避免烫伤。

3. 对经常发生者可预防性地调高钠浓度，适当调高透析液温度。

4. 做好宣教工作，指导患者注意控制饮食，避免体重增长过多，同时注意优质蛋白质的摄入，多吃高钙、富含 B 族维生素的食物，如鲜牛奶、鸡蛋、瘦肉等。

（二）护理流程

患者在透析中出现肌肉痉挛时的护理流程见图 3-22：

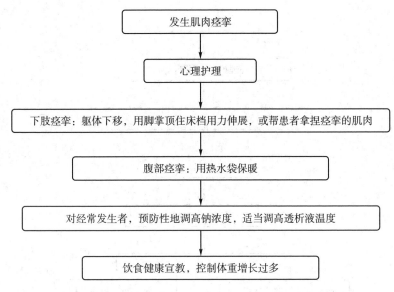

图 3-22 患者在透析中出现肌肉痉挛时的护理流程

九、透析中心律失常的应急预案与流程

（一）应急预案

1. 做好患者心理护理，缓解其紧张情绪，通知医生及时处理。

2. 在透析中一旦发现患者脉律不齐、脉搏无力、脉率增快、血压下降，应减慢血流量，降低超滤率或暂停超滤，给予吸氧。

3. 密切观察胸闷、气促等症状有无好转或恶化，观察神志变化、生命体征、心律和心率的变化。如症状加重，应停止治疗。

4. 对老年人、儿童、初次透析者及心功能不佳者，应注意控制血流量，减轻心脏负担。

5. 对原有动脉硬化性冠心病、心功能不全的患者，在透析过程中应加强心电监护，控制血流量和超滤量，给予吸氧，同时积极纠正贫血。

6. 做好宣教工作。对急性肾衰多尿期患者，应告知注意电解质的补充；对维持性血液透析患者，应告知注意透析的充分性及对饮食中水、钠及含钾食物控制的重要性。

（二）护理流程

患者在透析中出现心律失常时的护理流程见图 3-23：

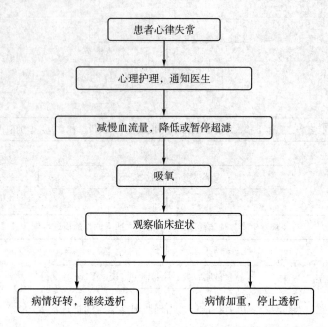

图 3-23　患者在透析中出现心律失常时的护理流程

十、透析中溶血的应急预案与流程

(一) 应急预案

1. 发现溶血立即暂停透析, 通知医生, 丢弃管道内的血液。

2. 吸氧, 监测生命体征, 协助医生做好抢救工作。

3. 采集血标本, 做好输血前准备工作。

4. 安慰患者, 缓解其焦虑紧张的情绪。

5. 排除原因后, 更换透析器及管路继续透析, 必要时给患者输注新鲜血。

(二) 护理流程

患者在透析中出现溶血的护理流程见图 3-24:

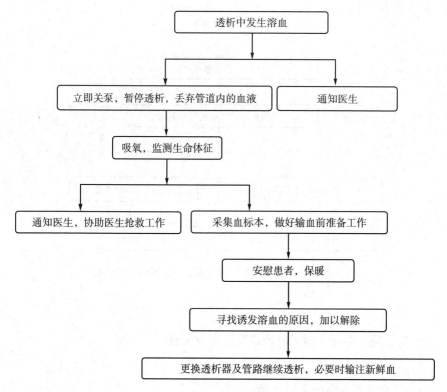

图 3-24 患者在透析中出现溶血的护理流程

十一、透析中失衡综合征的应急预案与流程

（一）应急预案

1. 安慰患者，避免患者过度紧张。

2. 减慢血流速或缩短透析时间。

3. 轻者去枕平卧，头偏向一侧；重度患者立即终止透析。

4. 补充高渗钠或高渗糖水或静滴甘露醇等，减轻脑水肿。

（二）护理流程

患者在透析中出现失衡综合征时的护理流程见图 3-25：

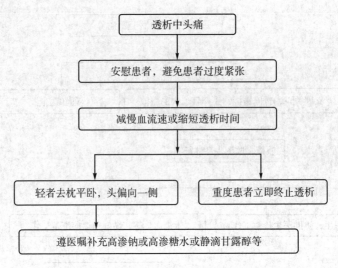

图 3-25　患者在透析中出现失衡综合征时的护理流程

十二、透析中透析器反应的应急预案与流程

(一) 应急预案

1. 判断透析器反应类型, 通知医生。

2. 鼓励、安慰患者, 减轻患者的紧张情绪。

3. 轻者无需特别处理。

4. 重者应立即停止透析, 给予吸氧, 监测生命体征, 观察患者呼吸情况, 防止喉头水肿。

5. 根据医嘱使用肾上腺素、抗组胺或肾上腺皮质激素。

6. 观察药物疗效, 对症处理。

(二) 护理流程

患者在透析中出现透析器反应的护理流程见图 3-26:

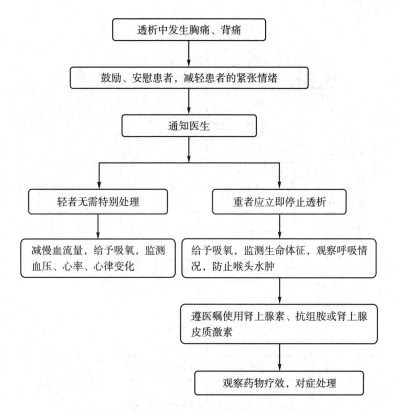

图 3-26 患者在透析中出现透析器反应的护理流程

十三、透析中透析器破膜的应急预案与流程

（一）应急预案

1. 立即关闭透析液流量，将快速接头与透析器分离。

2. 观察跨膜压（TMP），如果 TMP 在 0 以上说明破膜较小，膜内仍为正压，透析液不会进入膜内，可回输血液。TMP 在 0 或 0 以下，说明破膜较大有反超的危险，宁可废弃血液也不应还输给患者。

3. 更换透析器继续透析。

4. 向患者解释，缓解其焦虑紧张的情绪。

5. 分析破膜原因，加以预防。

（二）护理流程

患者在透析中出现透析器破膜的护理流程见图 3-27：

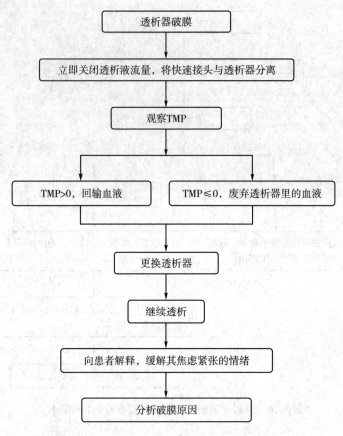

图 3-27   患者在透析中出现透析器破膜的护理流程

十四、透析中体外循环凝血应急预案与流程

（一）应急预案

1. 在实施无肝素透析时早期发生凝血的征象，及时通知医生，并及时处理。

2. 若透析机显示静脉压升高达 200~300mmHg，立刻打开动脉管路上输液装置，回输生理盐水。

3. 观察透析器、管路的阻塞情况。发现管道凝结，在未完全凝结前将血液回输给患者；完全凝结，则及时更换血液管路及透析器。

4. 在更换管路和透析器的同时观察内瘘针的情况，如发生堵塞，应及时更换穿刺针，重新穿刺。

5. 观察导管的通畅情况，如发生堵塞，使用尿激酶溶栓，再通后方可使用。

6. 监测患者的生命体征。出现低血压时立即补充液体（或胶体），升高血压，防止低血压性休克，对症治疗。

7. 安慰患者，缓解其焦虑、紧张的情绪。

（二）护理流程

患者在透析中出现体外循环凝血的护理流程见图3-28：

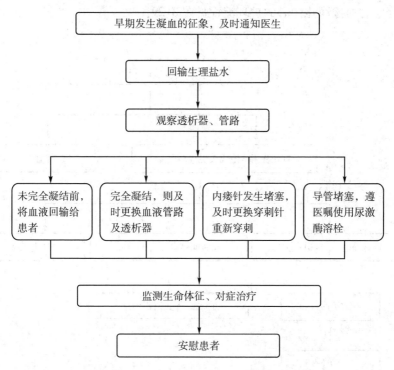

图 3-28　患者在透析中出现体外循环凝血的护理流程

十五、停电时血液净化中心的应急预案与流程

（一）应急预案

1. 保持机器参数不变，将机器消音。

2. 打开备用电池开关或人工转动血泵，保证透析患者血液的正常体外

循环。

3. 迅速打电话致电工室，询问并通报有关情况。

4. 暂时停电：确认停电时间小于 20 分钟，暂不用回血，透析机储备电池可保证血泵正常运转 20~30 分钟。未备用电池的透析机需将静脉壶下端的管路从保险夹拿出，夹住静脉传感器，再用手摇血泵以避免凝血。

5. 长时间停电：预计停电时间大于 20 分钟，则应回血，停止透析治疗。

6. 短时间供电恢复后：透析机恢复工作，报警解除后，观察透析机工作情况、参数变化等，发现问题及时处理。

（二）护理流程

停电时血液净化中心的护理流程见图 3-29：

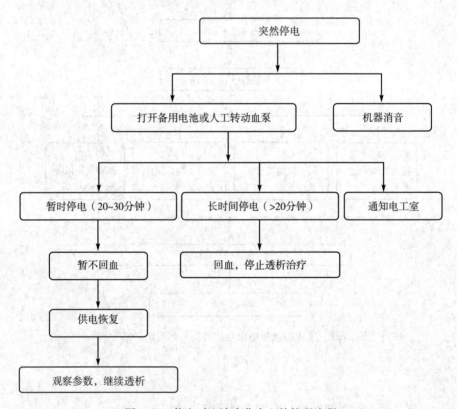

图 3-29　停电时血液净化中心的护理流程

十六、停水时血液净化中心的应急预案与流程

（一）应急预案

1. 安抚患者，保持透析室正常秩序。

2. 与透析室工程师共同查找停水原因。

3. 出现水处理故障：等待工程师处理，维修时间预计超过 20 分钟应停止透析，所有患者回血等待。

4. 非水处理原因：与水工组联系，节假日、夜间与总值班联系，协助查找原因及维修工作。维修时间预计超过 20 分钟停止透析，所有患者回血等待。

5. 等待时间超过半小时，通知下一班透析患者透析时间。

（二）护理流程

停水时血液净化中心的护理流程见图 3-30：

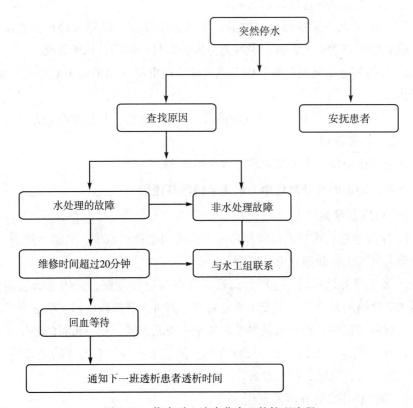

图 3-30　停水时血液净化中心的护理流程

十七、火灾时血液净化中心的应急预案与流程

(一) 应急预案

1. 发生火灾时，所有工作人员应遵循"高层先撤，患者先撤，重患者和老人先撤，医务人员最后撤离"的原则，"避开火源，就近疏散，统一组织，有条不紊"，紧急疏散患者。

2. 当班护士和主管医生要立即分离透析管路与血管通路，夹闭血管通路夹，封闭血管通路上开口，用压带压紧穿刺点，组织好患者，并立即通知保卫科或总值班，紧急报警。

3. 集中现有的灭火器材和人员积极扑救，尽量消灭或控制火势扩大。

4. 所有人员立即用湿毛巾、湿口罩或湿纱布罩住口鼻，防止窒息。

5. 在保证人员安全撤离的条件下，应尽快撤出易燃易爆物品，积极抢救贵重物品、设备和科技资料。

6. 发现某一房间发生火灾，室内有易燃易爆物品，要立即搬出。如已不可能搬出，要以最快速度疏散邻近人员。

7. 室内无人，无易燃易爆物品，不要急于开门，以免火势扩大、蔓延；要迅速集中现有的灭火器材，做好充分准备，打开房门，积极灭火。

8. 关闭邻近房间的门窗，断开燃火部位的电闸（由消防中心或电工室人员操作）。

9. 发现火情无法扑救，要立即拨打"119"报警，并告知准确方位。

(二) 护理流程

火灾时血液净化中心的护理流程见图3-31。

十八、地震时血液净化中心的应急预案与流程

(一) 应急预案

1. 地震来临，值班人员应冷静面对，关闭电源、水源、气源、热源，尽力保障人员的生命及国家财产安全。

2. 发生强烈地震时，立即分离透析管路与血管通路，夹闭血管通路夹，封闭血管通路上开口，用压带压紧穿刺点。需将患者撤离病房，疏散至广场、空地。撤离过程中，护理人员要维护秩序，安慰患者，减少患者的恐惧。

3. 情况紧急不能撤离时，叮嘱在场人员及患者寻找有支撑的地方蹲下或坐下，保护头、眼睛，捂住口鼻。

4. 维持秩序，防止混乱发生。

5. 防止有人趁火打劫。

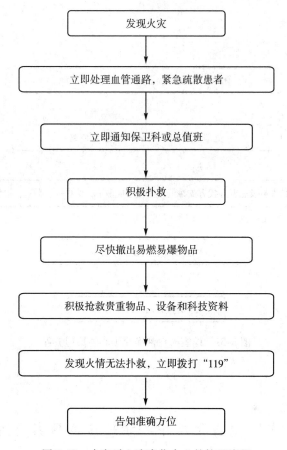

图 3-31　火灾时血液净化中心的护理流程

（二）护理流程

地震时血液净化中心的护理流程见图 3-32：

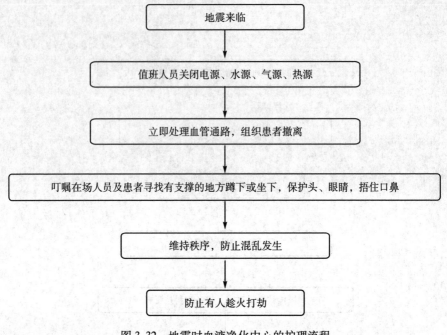

图 3-32 地震时血液净化中心的护理流程

第三节 消毒供应中心护理应急预案及流程

一、全自动清洗机故障的应急预案与流程

（一）应急预案

1. 立即查找清洗机故障原因，检查电源、蒸气压力、水压是否正常，清洗剂、润滑剂是否足够。

2. 检查清洗机门封是否严密，管道有无漏气、漏水或堵塞。

3. 短时间内无法正常清洗时，立即改用其他清洗机或手工清洗，并适当增加去污区的人力。

4. 如为机器故障，立即通知专业维修人员或厂家维修。

（二）护理流程

全自动清洗机出现故障时的护理流程见图 3-33：

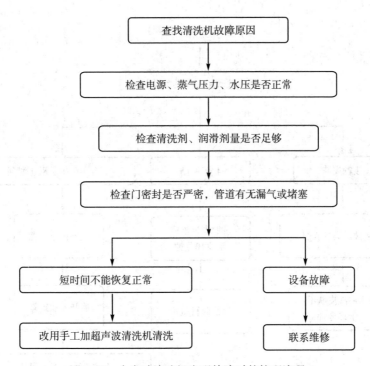

图 3-33　全自动清洗机出现故障时的护理流程

二、环氧乙烷气体泄漏的应急预案与流程

（一）应急预案

1. 发现环氧乙烷气体泄漏后应迅速离开现场，立即呼吸新鲜空气。

2. 如皮肤接触后，用水冲洗接触处至少 15 分钟，同时脱去被污染的衣服。

3. 如眼接触液态环氧乙烷或高浓度环氧乙烷应至少冲洗眼 10 分钟，同时尽快就诊。

4. 专用防护后立即查找原因，阻止气体进一步泄漏。

5. 立即停止灭菌，通知专业维修人员尽快维修。

6. 做好相关事件记录，上报医院感染管理科、护理部。

（二）护理流程

环氧乙烷气体泄漏时的护理流程见图 3-34：

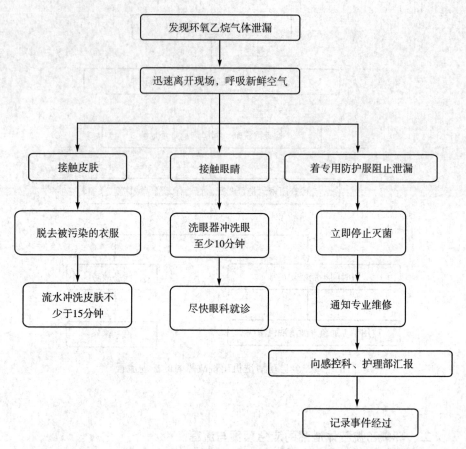

图 3-34　环氧乙烷气体泄漏时的护理流程

三、灭菌物品质量缺陷的应急预案与流程

（一）应急预案

1. 一旦发生灭菌物品质量问题，立即通知护士长、灭菌监测人员及其他相关人员。

2. 立即停用现场灭菌物品，并妥善封存、登记。

3. 立即查找缺陷原因，立即停发已灭菌物品，并全部召回自上次监测合格以来的已发放物品。

4. 及时配送相应替代物资到涉及的使用部门。

5. 及时进行灭菌设备的检修、监测。

6. 完善事件记录。

（二）护理流程

灭菌物品出现质量缺陷时的护理流程见图 3-35：

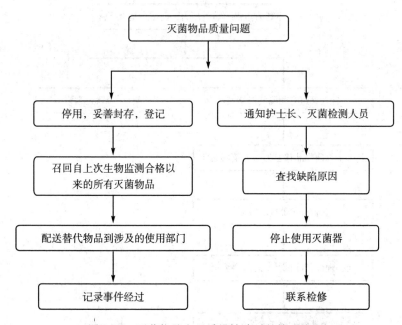

图 3-35 灭菌物品出现质量缺陷时的护理流程

四、灭菌器故障的应急预案与流程

（一）应急预案

1. 立即查找灭菌器故障及灭菌失败原因，检查蒸气压力、水压，门密封是否严密，管道有无漏气或堵塞，尽快找到原因解决问题。

2. 联系专业维修人员或厂家维修，该灭菌器内剩余未灭菌物品装载另一灭菌器内灭菌，保证临床使用。

3. 如遇三台灭菌器同时故障应及时报告护理部，在抓紧维修的同时联系外院灭菌。

4. 通知相关部门及科室调整手术和治疗时间，并及时做出物资、工作调整。

（二）护理流程

灭菌器出现故障时的护理流程见图 3-36：

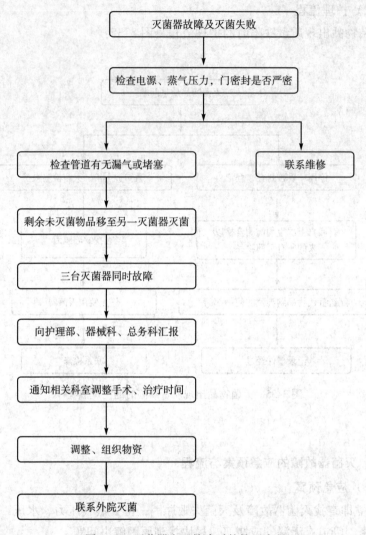

图 3-36　灭菌器出现故障时的护理流程

五、停电时消毒供应中心的应急预案与流程

（一）应急预案

1. 突然停电，当班人员或护士长立即联系电工班或总务科，启动双向电源，来电后及时消毒灭菌。

2. 关闭所有设备的开关，观察所有设备在停电前的运转情况，如灭菌器、清洗机运行时所经过的程序，以便恢复供电后正确操作设备。

3. 短时间内不能供电，可改用人工清洗器械、物品；手动取出灭菌器内物品。

4. 立即向护理部汇报，通知相关科室调整手术和治疗时间，必要时联系院外灭菌。

5. 启用常规储存，调整、组织货源，保障供给。

（二）护理流程

停电时消毒供应中心的护理流程见图 3-37：

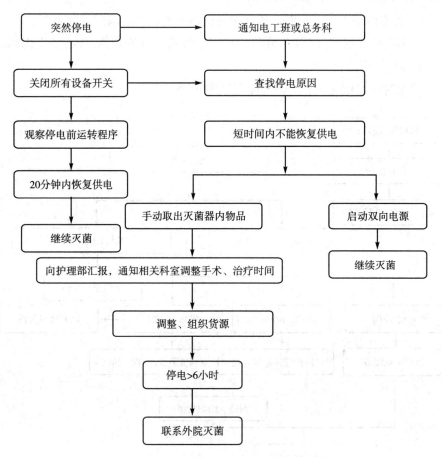

图 3-37 停电时消毒供应中心的护理流程

六、停水时消毒供应中心的应急预案与流程

(一) 应急预案

1. 接到停水通知做好储水准备，提前下收，优先处理急件、要件。

2. 突然停水，关闭所有水龙头及用水设备。

3. 通知水工班或总务科，协助查找原因。

4. 预计停水时间小于 1 小时，启用常规储备，恢复供水后加班完成清洗、包装、灭菌、发放。

5. 预计停水时间 1~6 小时，向护理部汇报，通知相关科室调整手术和治疗时间；调整、组织货源，保障供给。

6. 停水时间大于 6 小时，预计短时间内不能供水，联系院外灭菌。

7. 恢复供水后应检查水质情况，防止泥水污染器械和物品，导致设备损坏。

(二) 护理流程

停水时消毒供应中心的护理流程见图 3-38：

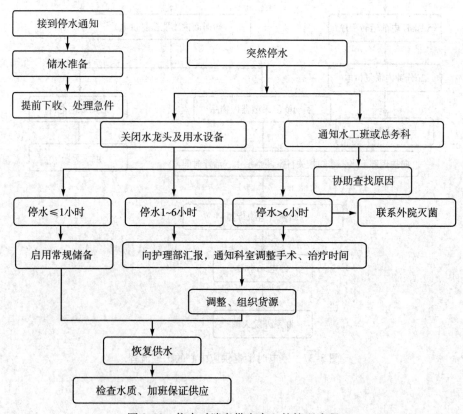

图 3-38　停水时消毒供应中心的护理流程

七、火灾时消毒供应中心的应急预案与流程

（一）应急预案

1. 发现火情后立即报告医院消防中心，准确报告着火地点、部位、目前情况。

2. 初步判断着火原因，使用现有灭火器材，组织人员扑救。

3. 如不易扑灭，应及时拨打"119"报警，尽量移动轻便小型贵重器材，组织科室人员撤离。

4. 关闭总电源及邻近门窗，用布类物品浸湿后堵住门窗，防止火势蔓延。

5. 协助维持秩序，为灭火救援人员、救援设备进入现场创造条件。

（二）护理流程

火灾时消毒供应中心的护理流程见图 3-39：

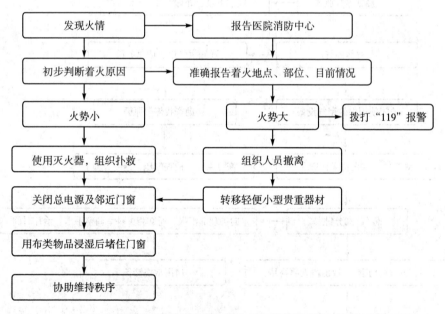

图 3-39　火灾时消毒供应中心的护理流程

八、停气时消毒供应中心的应急预案与流程

（一）应急预案

1. 接到停气通知，提前下收，优先处理急件、要件。

2. 突然停气，当班人员立即通知供气中心，协助查找停气原因，尽快恢

复供气。

3. 关闭正在使用的用气设备，观察所有设备在停气前的运转情况，如灭菌器、清洗机运行时所经过的程序，以便恢复供气后正确操作。

4. 短时间内不能恢复供气，打开灭菌器柜门，取出待灭菌物品，以免影响灭菌质量。

5. 改用手工清洗，调整高压蒸气灭菌为低温灭菌。立即向护理部汇报，通知相关科室调整手术和治疗时间，必要时联系院外灭菌。

6. 供气恢复后应检查气压是否稳定，观察设备运转情况，确保灭菌物品质量合格。

（二）护理流程

停气时消毒供应中心的护理流程见图 3-40：

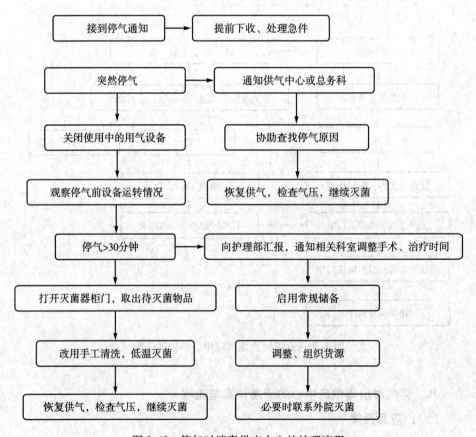

图 3-40　停气时消毒供应中心的护理流程

九、泛水时消毒供应中心的应急预案与流程

（一）应急预案

1. 发现泛水，当班人员立即关闭总水阀门，通知护士长或总务科组织维修。

2. 及时寻找原因，尽快疏通下水管道。

3. 组织人员在最短时间内转移物资，使损失降到最小程度。

4. 泛水停止后进行环境清洁和消毒处理。

5. 发现设备、供水系统出现问题，及时维修，定期检修。

（二）护理流程

泛水时消毒供应中心的护理流程见图 3-41：

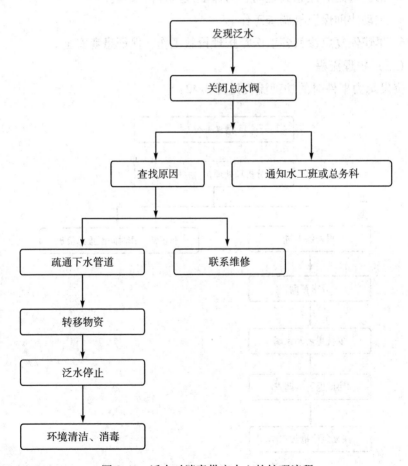

图 3-41　泛水时消毒供应中心的护理流程

第四节　急诊科护理应急预案及流程

一、突发暴力事件护理的应急预案与流程

（一）应急预案

1. 遇到暴徒时应保持头脑清醒，避免与暴徒发生正面冲突，做好自我保护。

2. 严格执行上报流程。设法报告保卫科，非正常工作时间通知院总值班，急诊科医护人员应团结协作，及时报警寻求帮助。

3. 安抚患者及家属，减少在场人员的焦虑、恐惧情绪，尽力确保患者的生命安全及医院财产。

4. 暴徒逃走后注意其走向，为保卫人员提供线索。

5. 主动协助保卫科调查工作。

6. 尽快恢复急诊科各项医疗护理抢救工作，保证患者安全。

（二）护理流程

突发暴力事件时的护理流程见图3-42：

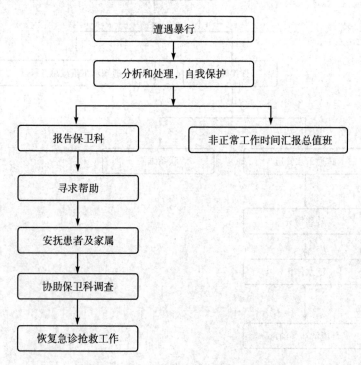

图 3-42　突发暴力事件时的护理流程

二、群体外伤护理的应急预案与流程

（一）应急预案

1. 接到群体外伤电话通知时需询问患者总数，其中危重患者人数，受伤原因、主要受伤部位、到达时间、对方姓名、联系电话，随时与现场人员保持联系。

2. 严格执行上报流程。正常上班时间向科主任、护士长汇报，非正常上班时间需同时汇报院总值班及值班护士长。

3. 立即通知值班医生，及时协助分流原有患者，合理安排抢救区域空间。

4. 根据急诊科突发事件人力资源调配方案，进行急诊护理人员调配。

5. 患者到达后立即进行伤情评估，根据病情轻重分诊，Ⅰ、Ⅱ级患者安置在抢救区域，Ⅲ、Ⅳ级患者安置在诊室区域。

6. 配合医生进行抢救，心跳骤停者立即行心肺复苏术。

7. 做好患者的护理记录及信息登记。

8. 急诊护理人员应坚守岗位，备齐群体外伤所需物资（夹板、纱布、纱垫、绷带、头套、颈托、腹带、腰围等），并由专人负责检查、补充，处于备用状态。

（二）护理流程

群体外伤时的护理流程见图 3-43：

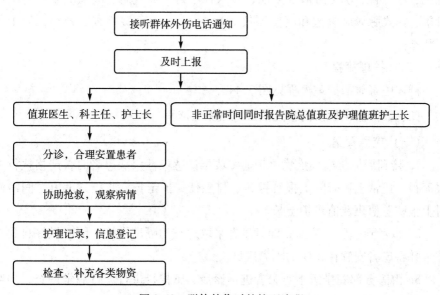

图 3-43　群体外伤时的护理流程

三、群体中毒护理的应急预案与流程

（一）应急预案

1. 接到群体中毒患者电话通知时，需询问患者总数，其中危重患者人数，中毒原因、毒物种类、中毒方式、到达时间、对方姓名、联系电话，随时与现场人员保持联系。

2. 严格执行上报流程。正常上班时间报告科主任、护士长，非正常上班时间需同时报告院总值班及值班护士长。

3. 立即通知值班医生，及时协助分流原有患者，合理安排抢救区域空间。

4. 根据急诊科突发事件人力资源调配方案，进行急诊护理人员调配。

5. 患者到达后立即进行中毒病情评估，根据病情轻重分诊，Ⅰ、Ⅱ级患者安置在抢救区域，Ⅲ、Ⅳ级患者安置在诊室区域。

6. 配合医生进行抢救：对于消化道中毒患者，根据病情进行催吐、洗胃、导泻，补充水分和电解质；腹痛严重患者，遵医嘱给予解痉、镇痛；休克患者进行抗休克治疗。对于呼吸道中毒患者，安置于通风环境，根据病情进行氧疗等对症治疗。

7. 做好患者的护理记录及信息登记。

8. 急诊护理人员应坚守岗位，备齐群体外伤所需物资（消化道中毒：洗胃机、洗胃管、洗胃溶液及物品；吸入性中毒：氧气瓶、吸氧鼻塞、一次性口罩、指式脉搏血氧饱和度监测仪等），并由专人负责检查、补充，处于备用状态。

（二）护理流程

群体中毒时的护理流程见图 3-44。

四、群体感染性疾病护理的应急预案与流程

（一）应急预案

1. 接到群体感染性疾病电话通知或接诊感染性疾病患者时，严格执行上报流程。正常上班时间上报感控科、科主任、护士长，非正常上班时间需同时上报院总值班及值班护士长。

2. 患者到达后，护士立即对患者采取适宜的隔离措施，同时做好自我防护，并将患者安置在相应的隔离区域。

3. 由医务部安排医生对患者进行诊治。感控科进行流行病学调查，并对感控措施予以指导。护理部安排护士进行治疗、护理、病情观察。

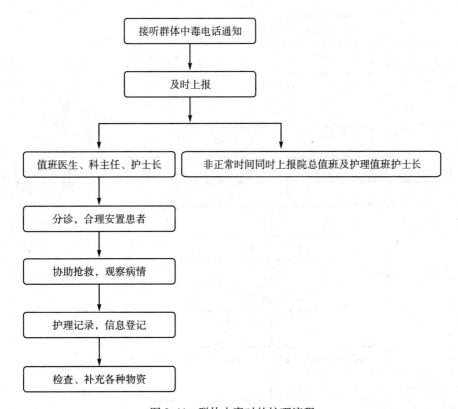

图 3-44　群体中毒时的护理流程

4. 感控科应严格监控医务人员的防护情况，及时向院领导及有关部门通报。确诊为传染性的感染疾病，按《传染病管理法》有关规定进行网络直报。

5. 患者使用的物品、相应区域按感染性疾病消毒隔离要求处置。

6. 患者出院或转出后，应严格按传染源性质进行终末消毒处理。

7. 急诊科医护人员应坚守岗位，备齐感染性疾病所需物资（一次性口罩、N95 口罩、一次性手套、防护面具、隔离衣、消毒用品），并由专人负责检查、补充，处于备用状态。

（二）护理流程

群体感染性疾病的护理流程见图 3-45：

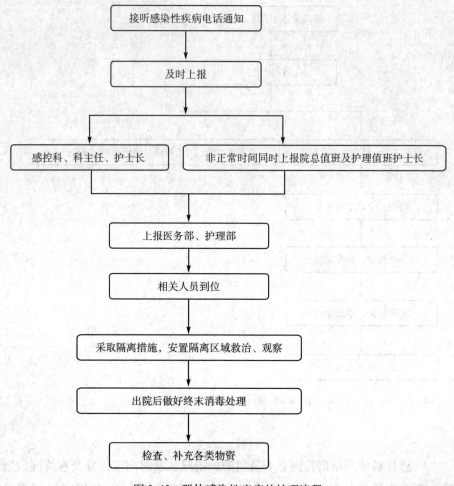

图 3-45　群体感染性疾病的护理流程

五、复合伤患者的应急预案与流程

（一）应急预案

1. 急诊室护理人员应熟练掌握复合伤的抢救治疗原则。

2. 急诊室要随时备好有关抢救用品，如夹板、胸腔闭式引流装置、敷料等。

3. 遇有复合伤患者时，应迅速而正确地按轻重缓急、优先处理危急患者，对于心搏、呼吸骤停的患者立即行心肺复苏术，昏迷患者头偏向一侧，清除口腔及咽部的血块和分泌物，保持呼吸道通畅。

4. 密切监测患者的呼吸、血压、神志、瞳孔的变化，发现异常情况及时报告医生，为诊断治疗疾病提供依据。

5. 对于连枷胸者，协助医生给予加压包扎，纠正反常呼吸，开放性气胸应用大块敷料封闭胸壁创口，对于闭合性气胸或血胸协助医生行胸腔闭式引流。

6. 控制外出血，出血处加压包扎，遇有肢体大血管撕裂要用止血带绑扎，注意定时放松，以免肢体坏死，疑有内脏出血者要协助医生进行胸腹腔穿刺，采取有效的治疗措施。

7. 对于开放性骨折用无菌敷料包扎，闭合性骨折用夹板固定。

8. 按医嘱给予补液、镇痛、镇静等药物，对于颅脑损伤或呼吸功能不全者禁用吗啡、哌替啶。

9. 在陪送患者检查或住院过程的搬运中，要保持其呼吸道通畅和恰当的体位，以免加重损伤。

（二）护理流程

复合伤患者的护理流程见图 3-46：

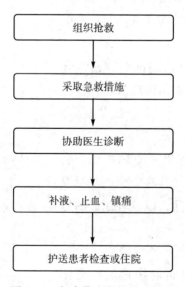

图 3-46　复合伤患者的护理流程

六、开放性骨折的应急预案与流程

（一）应急预案

1. 及时通知医生的同时，迅速为患者建立静脉通路，补充血容量，抽取血标本，必要时遵医嘱输血，准确及时应用药物。

2. 保持呼吸道通畅，充分给氧，改善患者的通气功能，提高组织血氧含量，纠正低氧血症。

3. 伤肢妥善固定，伤处包扎止血，充分暴露患者身体各部分，以发现危及生命的重要创伤。

4. 常规采集血液标本，以便及时做生化、肾功能、红细胞压积等化验检查，协助做各种辅助检查。

5. 必要时留置尿管，观察尿液颜色、性质和量，以了解有效循环血量情况，泌尿系统损伤及损伤程度。

6. 协助做好各种诊断性穿刺及治疗，如胸穿、腹穿、胃肠减压及胸腔闭式引流术。

7. 抢救的同时做好术前准备，禁饮食准备、备皮、皮试、术前用药准备、各种检查结果报告单（X线片、CT片、磁共振等）的准备等。

8. 心理护理：做好患者心理护理，病情危重者需专人陪伴，使其有安全感，听取并解答患者或家属的疑问，以减轻他们的恐惧和焦虑心情。

（二）护理流程

患者发生开放性骨折的护理流程见图3-47：

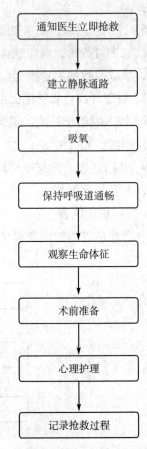

图 3-47 患者发生开放性骨折的护理流程

七、急性脑出血的应急预案与流程

（一）应急预案

1. 迅速将患者安置于抢救室，取平卧位，头偏向一侧。

2. 保持呼吸道通畅，给予氧气吸入。

3. 神志不清、烦躁者加床档。

4. 监测生命体征。

5. 建立静脉通路。

6. 对症处理：①控制脑水肿，降低颅内压：应用 20% 甘露醇 250ml 加入地塞米松 10~20mg，快速静滴，30 分钟内滴完；②控制血压：当收缩压超过 200mmHg 时，可适当给予降压药物，应避免血压过低导致脑血流量不足；③维持呼吸功能：a. 昏迷舌后坠者可放置口咽通气管；b. 呼吸不规则者进行气管插管行辅助呼吸；④抽搐、躁动不安者给予镇静剂：地西泮（安定）10mg 缓慢静注。

7. 由专人护送，行必要检查，明确诊断。

8. 病因并发症的治疗

（1）脑出血：①手术治疗：对于大脑半球出血量大于 30ml 和小脑出血量大于 10ml 者，应手术治疗；②无手术指征者进行对症及支持疗法；③预防感染。

（2）蛛网膜下腔出血：①应用止血药物：常见的有洛塞克、巴曲酶（立止血）、卡巴克络（安络血）等；②腰椎穿刺放液；③对于颅内动静脉畸形可采用手术或介入治疗。

（3）脑栓塞：①抗凝治疗；②治疗原发病，防止脑栓塞复发；③应用促进脑细胞代谢药物。

9. 由专人护送至专业病房。

（二）护理流程

患者发生急性脑出血的护理流程见图 3-48：

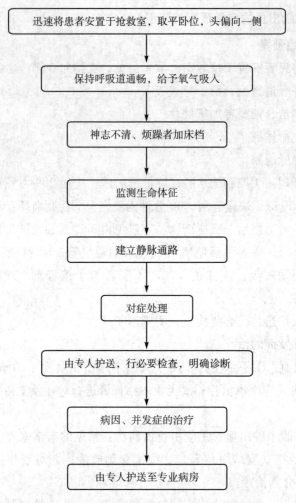

图 3-48　患者发生急性脑出血的护理流程

八、心肺复苏的应急预案与流程

（一）应急预案

1. 立即将患者置于硬板床或地面上。

2. 立即心前区捶击。对不能复律者进行非同步电击除颤。

3. 进行 BLS 和 ALS：①胸外心脏按压：频率为 100 次/分；②保持气道通畅：进行气管插管用人工气囊或呼吸机辅助呼吸，胸外心脏按压与人工呼吸比例为 30∶2；③建立静脉通路：用套管针在上腔静脉建立应用复苏药物；肾上腺素 1mg 静注，每 3 分钟重复一次，如无效可逐渐增加剂量（1mg、

3mg、5mg）或根据体重增加剂量 0.1mg/kg；④心电监护：室颤—细颤波应用肾上腺素—粗颤波—非同步电击除颤；心室停搏或心电机械分离—静注肾上腺素—胸外心脏按压；⑤脑复苏：a. 低温疗法：头部置冰帽；b. 脱水方法：20%甘露醇 250ml 静滴 30 分钟内滴完；c. 应用促进脑细胞代谢药物。

4. 进行 PLS

（1）循环功能：①维持必要的血压（MAP 在 12~13.3kPa），以保障重要脏器的有效灌注；②纠正心律失常。

（2）维持有效的通气功能：进行血气分析监测，及时调整通气模式与各项参数。

（3）纠正水、电解质及酸碱失衡。

5. 由专人护送至专业病房。

（二）护理流程

患者在心肺复苏时的护理流程见图 3-49：

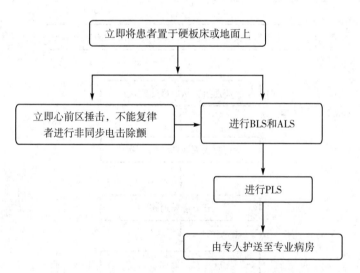

图 3-49 患者在心肺复苏时的护理流程

九、小儿惊厥的应急预案与流程

（一）应急预案

1. 迅速将患儿安置于抢救室，取平卧位，头偏向一侧。

2. 将压舌板从臼齿处放入。

3. 保持呼吸道通畅，给予氧气吸入。

4. 建立静脉通路。

5. 对症处理

（1）应用抗惊厥药物：①地西泮：每次 0.25～0.5mg/kg 或 1mg/岁（10岁以内）静脉缓慢注射；②苯巴比妥：每次 5～10mg/kg 肌注或静注；③10% 水合氯醛：每次 50mg/kg 胃管注入或 3% 溶液保留灌肠。

（2）改善呼吸状况：有窒息情况或呼吸不规则者给予紧急气管插管，必要时呼吸机辅助通气。

（3）有高热者控制高热，物理降温的同时给予药物降温，如安痛定、复方氨基比林等药物。

6. 病因与并发症治疗：抗感染：①原发性癫痫者抗癫痫治疗；②维持呼吸循环功能；③密切监测神志、瞳孔、体温及有无抽搐情况。

7. 由专人护送至专业病房。

（二）护理流程

小儿惊厥的护理流程见图 3-50：

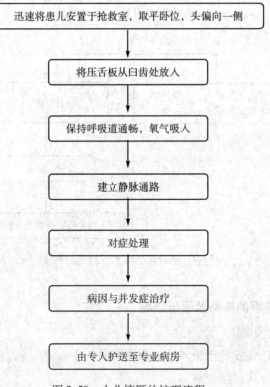

图 3-50　小儿惊厥的护理流程

第五节　ICU护理应急预案及流程

一、创伤性休克的应急预案与流程

（一）应急预案

1. 立即通知医生，取休克卧位，给予氧气吸入。

2. 迅速建立静脉通路，必要时采用双通路同时输入液体及其他血制品。

3. 密切观察病情变化，患者意识，皮肤黏膜的颜色、温度，尿量等，做好记录。

4. 遵医嘱给予止血剂及新鲜血或代血浆，如患者继续出现血压下降，心率超过120次/分、血压（收缩压）低于90mmHg，且神志恍惚、四肢厥冷、躁动不安、尿量少，应立即加快补液速度，并抽送配血。

5. 准备好各种抢救物品及药品。

6. 注意为患者保暖，适当增加衣被。

7. 做好患者的心理护理。

（二）护理流程

患者发生创伤性休克的护理流程见图3-51：

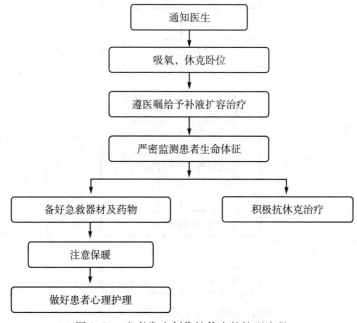

图3-51　患者发生创伤性休克的护理流程

二、急性肠梗阻的应急预案与流程

（一）应急预案

1. 立即通知医生，取半卧位，头偏向一侧，保持呼吸道通畅。

2. 迅速建立静脉通路，遵医嘱给予补液及抗生素。

3. 禁饮食，遵医嘱行胃肠减压，并保持通畅，注意观察引流液颜色及量。

4. 严密观察生命体征变化，必要时心电监护，监测血压、心率及血氧饱和度，如有异常及时报告医生采取措施。

5. 病室保持安静，空气流通，避免不良刺激加重病情变化。

6. 安慰患者及家属，给患者提供心理护理服务，使其减轻恐惧焦虑心情，取得配合。

7. 做好基础护理，如口腔护理等。

8. 遵医嘱做好术前准备：备皮、备血、注射术前药物，等待手术。

（二）护理流程

患者发生急性肠梗阻的护理流程见图 3-52：

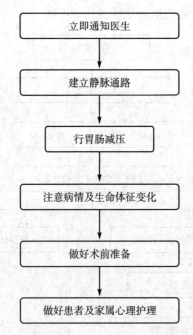

图 3-52　患者发生急性肠梗阻的护理流程

三、脑出血的应急预案与流程

（一）应急预案

1. 立即通知医生，安置患者，床头抬高 15°～30°，昏迷患者取仰卧位，头偏向一侧，给予氧气吸入、心电监护。

2. 迅速建立静脉通路，遵医嘱给脱水、降低颅内压药物。

3. 保持呼吸道通畅，及时吸出呕吐物及痰液。有呼吸道阻塞者，配合医生行气管插管或气管切开术，并做好脑室引流相关护理准备。

4. 密切观察生命体征，注意血压、脉搏、呼吸、血氧饱和度、意识、瞳孔的变化，并做好记录。如出现一侧瞳孔散大、血压升高、呼吸、脉搏变慢时，提示脑疝的发生，应做好应急抢救处理。

5. 每 4 小时测量体温 1 次。如体温超过 38℃，头部置冰帽，给予控温毯治疗，以降低脑代谢和颅内压。

6. 急性期绝对卧床休息，减少不必要的搬动，协助翻身、叩背，肢体置于功能位，做好皮肤护理。

7. 指导患者保持情绪稳定，按时用药，控制血压在理想水平，多食富含纤维素饮食，保持大小便通畅。

（二）护理流程

患者发生脑出血的护理流程见图 3-53。

四、脑疝的应急预案与流程

（一）应急预案

1. 脑疝患者常见先兆症状：剧烈头痛、频繁呕吐、血压升高、一侧瞳孔散大，脉搏慢而有力，伴有不同程度的意识障碍，健侧肢体活动障碍等。护理人员发现患者有脑疝先兆症状时立即置患者侧卧位或仰卧位，头偏向一侧，患者烦躁时要防止坠床。立即通知医生，迅速建立静脉通路，遵医嘱给脱水、降低颅内压药物，通常使用 20% 甘露醇 250ml、加地塞米松（氟美松）5～10mg 快速静脉点滴。

2. 其他护理人员迅速给予氧气吸入，备好吸痰器、吸痰盘，及时吸净呕吐物及痰液，同时给予心电、血压、血氧饱和度监测。

3. 严密观察患者瞳孔、意识、呼吸、血压、心率、血氧饱和度的变化，及时报告医生，必要时做好脑室引流准备。

4. 患者出现呼吸、心跳停止时，应立即采取胸外心脏按压、气管插管、简易呼吸器或人工呼吸机辅助呼吸等心肺复苏措施，并遵医嘱给予呼吸兴奋

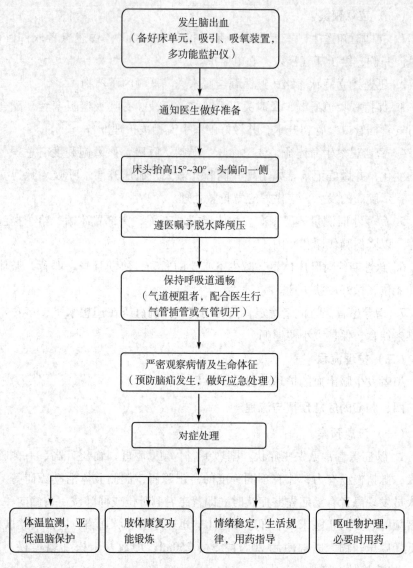

图 3-53 患者发生脑出血的护理流程

剂及强心剂等药物治疗。

5. 头部放置冰袋或冰帽，以增加脑组织对缺氧的耐受性，防止脑水肿。

6. 患者病情好转后，护理人员应给患者做好：

（1）清洁口腔，整理床单，病情许可时更换床单及衣物。

（2）安慰患者和家属做好心理护理。

（3）协助昏迷或偏瘫患者翻身，按摩皮肤受压处，置患者肢体于功能位。

（4）向患者及家属说明脑疝的病因、诱因、临床表现，尽可能避免脑疝再次发生。

（5）按《医疗事故处理条例》规定，在抢救结束后6小时内据实、准确地记录抢救过程。

（二）护理流程

患者发生脑疝的护理流程见图3-54：

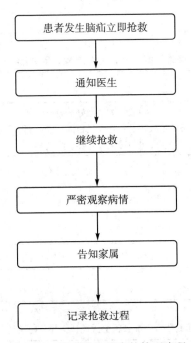

图 3-54 患者发生脑疝的护理流程

五、大面积烧伤的应急预案与流程

（一）应急预案

1. 立即通知医生，安排重症监护病房，实行保护性隔离。

2. 迅速建立两条以上静脉通路，遵医嘱给予补液扩容、抗生素治疗。

3. 遵医嘱补液，晶体液、胶体液交替滴入，根据尿量调节滴速，成人尿量维持30~40ml/h，低于20ml/h时应加快补液；高于50ml/h时，滴速应减慢。

4. 补液原则：伤后 8 小时补入总量的一半，另一半于 8~24 小时补入。能口服者，仍争取口服。

5. 保持呼吸道通畅，呼吸道烧伤严重、呼吸困难时应立即行气管切开，加强气道湿化。

6. 密切观察生命体征，准确记录出入液量，并做好记录。

7. 做好创面护理，保持室内温度 28~32℃，湿度为 40%~50%。

8. 做好患者的心理护理。

（二）护理流程

患者发生大面积烧伤的护理流程见图 3-55：

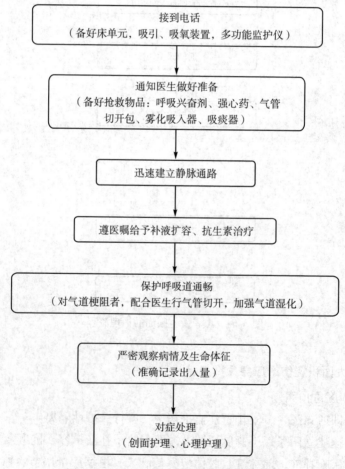

图 3-55　患者发生大面积烧伤的护理流程

六、闭合性腹部外伤的应急预案与流程

（一）应急预案

1. 立即通知医生的同时应尽早为患者建立静脉通路，补充血容量。尽量使用套管针或选用 9 号头皮针，必要时建立两条静脉通路。

2. 遵医嘱静脉给予各种止血药物、706 代血浆、全血等。

3. 严密观察生命体征变化，用心电监护仪监测血压、心率及血氧饱和度，根据患者生命体征情况，遵医嘱应用升压药物，必要时微量泵注入。

4. 协助医生做腹腔穿刺，以明确诊断。

5. 遵医嘱行胃肠减压并保持通畅，注意观察引流液颜色及量，嘱患者禁饮食。

6. 患者应绝对卧床休息，取平卧位，以保证脑部供血。保持室内安静、清洁、空气新鲜。注意为患者保暖。

7. 遵医嘱做好术前准备、备皮、注射术前药物，待手术。

8. 做好患者心理护理，陪伴病情危重的患者，使其有安全感。听取并解答患者或家属的疑问，以减轻他们的恐惧和焦虑心情。

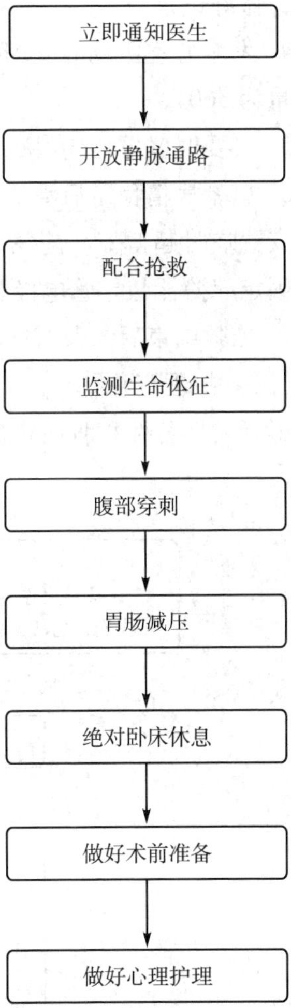

图 3-56　患者发生闭合性腹部外伤的护理流程

（二）护理流程

患者发生闭合性腹部外伤的护理流程见图 3-56。

七、急性心肌梗死合并心律失常的应急预案与流程

（一）应急预案

1. 发现患者心律失常立即通知医生，嘱患者绝对卧床休息，氧气持续吸入 3~4L/min，心电监护，迅速建立静脉通路。

2. 准备好急救器械及药物，遵医嘱给予利多卡因 50~100mg 静推，必要时可 5~10 分钟重复使用。

3. 密切观察心率、心律、血压、呼吸的变化，及时报告医生，采取措施，并做好记录。

4. 发生心室颤动时立即行非同步直流电除颤，如不成功可重复除颤，最大能量为360J。

5. 必要时联系心内科，行临时起搏器置入术。

6. 患者病情稳定后清洁患者，整理床单元，做好患者及家属健康教育。如已安置临时起搏器，应密切观察心率、心律及起搏与感知功能是否正常，妥善固定起搏器与导管电极。嘱患者术侧肢体制动，交代注意事项。

7. 抢救结束后，及时准确地记录抢救过程。

（二）护理流程

患者发生急性心肌梗死合并心律失常的护理流程见图3-57：

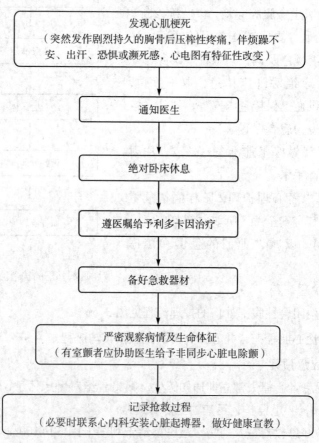

图 3-57　患者发生急性心肌梗死合并心律失常的护理流程

八、糖尿病酮症酸中毒的应急预案与流程

（一）应急预案

1. 当患者发生酮症酸中毒时，患者表现为恶心、呕吐、嗜睡或烦躁、呼吸加深。后期血压下降、四肢厥冷，重者昏迷。因此应立即采取措施，医护配合，争分夺秒抢救患者。

2. 通知医生的同时，迅速为患者建立静脉通路（全部使用套管针），补充液体，必要时开通双通路。

3. 吸氧、心电监护。准确执行医嘱，确保液体和胰岛素的输入，液体输入量应在规定时间内完成，常规应用微量泵泵入胰岛素。备好各种用品及药品，如吸痰器、开口器、舌钳、抢救车等。

4. 有谵妄、烦躁不安者加床档，每 1 小时查血糖一次并做好记录。

5. 按时测量体温、脉搏、呼吸、血压，严密观察神志、瞳孔、出入液量，并详细记录，及时报告医生。

6. 患者病情好转、逐渐稳定后，向患者及家属了解发生酮症酸中毒的诱因，协助制订有效的预防措施。

7. 按《医疗事故处理条例》规定，在抢救结束 6 小时内据实、准确地记录抢救过程。

（二）护理流程

患者发生糖尿病酮症酸中毒的护理流程见图 3-58。

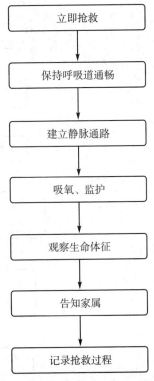

图 3-58　患者发生糖尿病酮症酸中毒的护理流程

九、宫外孕失血性休克的应急预案与流程

（一）应急预案

1. 立即通知医生，取休克卧位，给予氧气吸入。

2. 迅速建立静脉通路，遵医嘱给予补液扩容治疗。

3. 协助医生做好后穹隆穿刺、尿试验等辅助检查。

4. 密切观察病情变化，患者意识，皮肤黏膜的颜色、温度，尿量。若脉

搏、呼吸快而急促，血压在 90mmHg 以下，躁动不安，尿量少，考虑液体量不足，应加快补液，并做好记录。

5. 抗休克同时遵医嘱做好术前准备以及做好患者的心理护理。

6. 尽快送手术室手术治疗。

（二）护理流程

宫外孕失血性休克的护理流程见图 3-59：

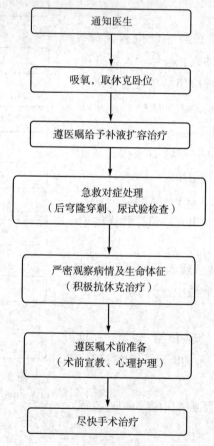

图 3-59　宫外孕失血性休克的护理流程

十、妊高征的应急预案与流程

（一）应急预案

1. 通知医生，迅速建立静脉通路。

2. 安置单人房间，加床档，室内光线宜暗淡。

3. 备好各种抢救用品，如发生子痫，即刻将压舌板放于上下臼齿之间，防止舌后坠及舌咬伤。

4. 严密观察患者病情及血压变化，注意有无先兆子痫、子痫等症状。

5. 观察全身症状，警惕胎盘早剥、心衰、肾衰的发生。

6. 按医嘱给予解痉、镇静、降压、脱水药物，并观察疗效。

7. 按医嘱详细记录出入量，必要时限制水、钠的摄入。

8. 勤听胎心，注意产兆，如宫缩规律及时送待产室待产。

9. 做好各项化验及术前准备。

10. 保持呼吸道通畅，必要时给氧气吸入。

11. 协助孕妇左侧卧位。

12. 做好心理护理。

（二）护理流程

妊高征的护理流程见图 3-60：

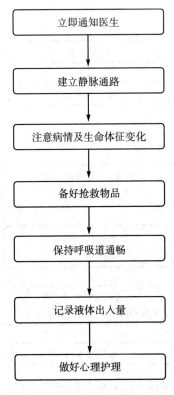

图 3-60　妊高征的护理流程

十一、产后出血的应急预案与流程

（一）应急预案

1. 立即通知医生，取休克卧位，给予氧气吸入。

2. 迅速建立静脉通路，遵医嘱给予补液扩容治疗并抽送配血。

3. 密切观察病情变化，患者意识，皮肤黏膜的颜色、温度，尿量等，做好记录。

4. 严密观察子宫收缩及阴道流血情况，及时报告医生，采取有效措施。如患者继续出血，出血量超过 1000ml，心率超过 120 次/分，血压（收缩压）低于90mmHg，且神志恍惚、四肢厥冷、躁动不安、尿量少，应立即加快补液速度。

5. 备好各种抢救药物及器械，如为子宫收缩乏力，及时应用宫缩剂；如为软产道裂伤，及时配合缝合止血。

6. 若发生子宫破裂，配合医生迅速做好术前准备工作。

（二）护理流程

产后出血的护理流程见图 3-61：

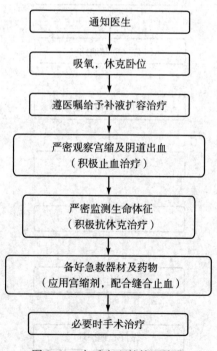

图 3-61　产后出血的护理流程

第四章　常见院前急救应急预案与流程

一、脑出血患者院前急救的应急预案与流程

（一）应急预案

1. 急救原则　依据患者既往有高血压、动脉硬化、颅内血管瘤、血管畸形或血液病史，临床表现为起病急、头晕、头痛、恶心、呕吐、大小便失禁，并具有意识障碍、三偏征、失语及脑膜刺激征，可出现呼吸、脉搏、血压、瞳孔等变化，便可明确诊断。一般的处理原则是维持生命机能，预防和治疗各种并发症，消除加重病情的各种因素。必须就地就近立即组织抢救并进行诊治，切忌观望、等待或未经救治的运送，以免延误抢救时机。

2. 安静卧床，除必要的急需检查外，避免或减少各种刺激。对昏迷患者，要防止亲友呼叫或摇动患者头部。

3. 保持呼吸道通畅　①昏迷者取侧卧位或头部侧转，以利口腔分泌物流出，忌仰卧位，以防舌后坠而堵塞气道；②解开衣领和紧身内衣，若有义齿应取出；③勤吸氧；④必要时行气管切开。

4. 适当给氧　可用鼻管、面罩、氧气帐等方式适当给氧，以含5%二氧化碳、间歇吸入为宜。

5. 降低颅内压　建立静脉通路，遵医嘱快速、准确、按时给予甘露醇或甘油盐水。

6. 维持营养和水电解质平衡　①起病24~48小时内禁食，3~5日仍不能进食者，行鼻饲；②每天补液量不宜超过2500ml，使用脱水剂及肾上腺皮质激素时应注意补钾；③低盐饮食。

7. 防治并发症　昏迷患者给予抗生素，预防肺部、泌尿系感染。

（二）护理流程

脑出血患者院前急救的护理流程见图4-1：

现场

1. 患者取平卧位,保持舒适安静,防止精神紧张和焦虑。昏迷者取侧卧位或头部侧转,以利口腔分泌物排出。
2. 紧急处置
   (1)保持呼吸道通畅:①解开衣领,取出义齿;②吸氧;③必要时行气管切开。
   (2)适当给氧,以含5%二氧化碳、间歇吸入为宜。
   (3)建立静脉通路,遵医嘱快速准确给予各种治疗药物,如脱水剂、肾上腺皮质激素等。

搬运

1. 医疗运送必须准备担架及必需的抢救、监护医疗器械及药物。
2. 病情得到有效控制趋于好转或相对稳定后施行医疗运送。
3. 及时履行告知义务。向患者、家属交代病情:可能出现的变化及不良预后,医疗运送的意义、目的和注意事项,以取得患者、家属的理解和同意。必要时,患者双方签订知情同意书,防范医患纠纷的发生。
4. 搬运过程中固定好患者,应注意楼道狭窄和拐弯处,防止患者从担架上摔下或碰伤,身体尽量不要倾斜,应保持平稳。搬抬者应步调一致、步伐平稳快捷。

后送途中

1. 根据患者病情取合适体位,注意保持安静,减少刺激。
2. 严密观察意识、脉搏、呼吸、血压等变化,发现异常及时报告医生处理。
3. 持续间歇吸氧,保持呼吸道通畅。进行血氧饱和度(SPO_2)动态监测及心电监护,注意保持各项参数的稳定性。
4. 密切观察用药反应。冬眠药物降温的副作用较多,如氯丙嗪可引起血压过低,哌替啶可抑制呼吸等。应特别注意患者的血压、呼吸情况,是否出现血压过低或呼吸被抑制的情况。
5. 保持输液管顺畅,保证各种急救药物顺利进入体内。使用脱水剂者应记录出入液量,以调整用药。
6. 适时做好心理护理,缓解其焦虑、紧张情绪。
7. 随时保持与医院的联系,通报患者病情及救治情况,保障患者途中安全。

图 4-1 脑出血患者院前急救的护理流程

二、颅脑损伤患者院前急救的应急预案与流程

（一）应急预案

1. 急救原则　先救命后治伤，先重伤后轻伤，先抢后救，抢中有救，先救治后运送。

2. 保持呼吸道通畅　清除伤病员口鼻腔内异物、血块及分泌物，及时放置口咽导管、给氧，必要时行气管插管或环甲膜穿刺等，以维持有效呼吸和充分氧合功能。

3. 建立静脉通路　遵医嘱行抗休克、补液及使用必要药物维持循环功能稳定和生命体征稳定；快速静滴20%甘露醇防治脑水肿，降低颅内压，改善脑组织代谢。

4. 包扎止血　对开放性伤口进行清创术和加压包扎止血（骨膜下血肿忌强力加压包扎，以免致硬膜外血肿）。

5. 脑脊液漏者　取头高卧位，告知伤病员避免用力咳嗽、打喷嚏，使之引流通畅。注意避免堵塞或冲洗鼻道、耳道等脑脊液漏出道。

6. 伤病员搬运　根据伤情选择适当体位，如昏迷患者取卧位头偏向一侧；疑有颈椎损伤的伤病员取去枕平卧位，保持头部与躯干呈直线，颈部用颈托固定，一般伤病员可取坐位。

7. 伤病员转运　①根据伤病员人数、伤情及当地各级医疗机构的救治能力合理分流后，把伤病员送往最近、最理想的医院进行专科诊治；②途中保持伤病员气道通畅及静脉通路通畅，持续生命体征监测；③吸氧，动态观察伤病员意识、瞳孔、生命体征及神经系统体征的变化；④适时、恰当做好伤病员的心理护理，尽量消除伤病员惊恐、焦虑、抑郁的心理反应。

（二）护理流程

颅脑损伤患者院前急救的护理流程见图4-2：

现场
1. 对每个伤员快速检伤，分清伤员伤情的轻重缓急。
2. 正确搬运伤员脱离危险环境到安全地带。
3. 紧急处置：①保持呼吸道通畅，给氧以维持有效呼吸；②建立静脉通路，遵医嘱快速准确给药；③对伤口进行清创、包扎、止血、镇痛等。

搬运
1. 准备搬运工具（如平板车、三轮车、担架等），医疗运送必须准备担架及必需的抢救、监护医疗器械及药物。
2. 把握好搬运时机，应在伤员的病情及生命体征相对稳定时搬运，避免途中发生意外。
3. 搬运过程中应注意手法适度，防止伤员从担架上摔下。
4. 搬抬者应步调一致、步伐平稳快捷。

后送途中
1. 依据伤员病情取合适体位。疑颈部损伤者取去枕平卧位，保持头部与躯干部成直线，颈部颈托固定。
2. 严密观察病情，采用"一听"（用耳去听伤员的呼吸情况）、"二看"（用眼观察伤员的面容面色和精神状态）、"三摸"（用手触摸伤员的动脉搏动）、"四测"（测量血压）的方法识别病情，发现异常及时报告医生处理。
3. 妥善固定各种管道，保证通畅。
4. 持续进行血氧饱和度（SPO_2）监测及心电监护，注意保持各项参数的稳定性。
5. 密切观察治疗药物的效果及不良反应。
6. 适时做好心理护理。

图 4-2 颅脑损伤患者院前急救的护理流程

三、胸部损伤患者院前急救的应急预案与流程

（一）应急预案

1. 急救原则 胸部损伤的急救原则随伤情轻重而异。对伤情较轻者，可按常规程序进行询问病史、查体，然后给予相应的处置；但对伤情十分严重者，必须用最快的速度边检查边处理，甚至先处理后检查。

2. 保持气道通畅 ①尽快清除口、鼻腔的泥土及分泌物；②用导管经鼻孔插入气管，清除分泌物；③必要时做气管切开；④给氧。

3. 建立静脉通路 遵医嘱给药，抗休克处理。

4. 肋骨骨折的包扎固定 局部覆盖厚敷料，用胶布或绷带固定，以减轻疼痛和防止骨折端损伤心肺。

5. 有反常呼吸运动或皮下气肿伴呼吸困难者取半坐卧位，用胸带固定胸部；对开放性气胸者，用凡士林纱布外加棉垫宽胶布封闭伤口，将开放性气胸变为闭合性气胸。

6. 快速转送伤病员　运送途中保持伤病员气道通畅，持续血压、脉搏、呼吸、SPO_2监测；保持各管道及静脉通路通畅；严密观察病情变化，发现异常及时报告医生处理。

（二）护理流程

胸部损伤患者院前急救的护理流程见图4-3：

现场
1. 快速检伤，分清伤员伤情、伤势、伤类，注意有无肋骨骨折、血胸、气胸存在。
2. 正确搬运伤员脱离危险环境到安全地带。
3. 紧急处置：①保持呼吸道通畅，给氧以维持有效呼吸；②建立静脉通路，遵医嘱快速准确给药；③肋骨骨折者，给予包扎固定（固定可用胶布和绷带）；④反常呼吸运动者，取半坐卧位，用胸带固定胸部；⑤开放性气胸者，以棉垫覆盖，再用胶布固定封口，变开放性气胸为闭合性气胸；⑥血气胸者，行胸腔穿刺或安置闭式引流管，排除血气，解除胸腔压力；⑦遵医嘱镇痛、抗感染等。

搬运
1. 准备搬运工具（如平板车、三轮车、担架等），医疗运送必须准备担架及必需的抢救、监护医疗器械及药物。
2. 把握好搬运时机，应在伤员的病情及生命体征相对稳定时搬运，避免途中发生意外。
3. 搬运过程中应注意手法适度，防止伤员从担架上摔下。
4. 搬抬者应步调一致、步伐平稳快捷。

后送途中
1. 伤病员尽量采取半坐卧位和尽可能的舒适体位，缓解疼痛，监测脉搏、呼吸、血压等，观察伤口出血情况，注意有无分泌物阻塞气道。
2. 严密观察病情，发现异常及时报告医生处理。
3. 妥善固定各种管道，保证通畅。防止闭式引流管脱出、扭曲和阻塞，记录引流液的量、颜色和性质。
4. 持续进行血氧饱和度（SPO_2）监测及心电监护，注意保持各项参数的稳定性。
5. 持续低流量吸氧，保持呼吸道通畅，缓解呼吸困难。
6. 适时做好心理护理，缓解其焦虑、紧张情绪。

图4-3　胸部损伤患者院前急救的护理流程

四、急性心肌梗死患者院前急救的应急预案与流程

（一）应急预案

1. 急救原则　依据患者的主诉、病史、临床表现和心电图的改变可明确诊断，但对不典型患者应进一步检查，尽早确诊以免漏诊。急救时应尽早恢复心肌有效的血液灌注，达到改善左心室的收缩功能，挽救濒死心肌。必须就地、就近立即组织抢救，切忌观望等待或未经救治的运送，以免延误抢救时机。

2. 患者体位　将患者平卧，保持安静，卧床休息，防止精神紧张、焦虑。

3. 建立静脉通路　静滴生理盐水+硝酸甘油 $15\mu g/min$，吗啡 $2\sim4mg$ 加入生理盐水 $3\sim5ml$ 缓慢静脉注射。

4. 尽快给氧。

5. 急性心肌梗死患者的三大并发症发生率高、病情变化快，对患者的生命构成较大的威胁，因此，应积极采取相应措施尽快处理。

6. 心理护理　观察患者情绪变化，安慰和鼓励患者，稳定患者情绪，树立战胜疾病的信心，主动配合治疗和护理。

（二）护理流程

急性心肌梗死患者院前急救的护理流程见图 4-4：

现场

1. 患者取平卧位，保持舒适安静，防止精神紧张和焦虑。
2. 紧急处置：①氧气吸入；②镇痛；③建立静脉通路，遵医嘱快速准确给予各种治疗药物，如抗心肌缺血药物、抗凝药物、溶栓药物、纠正心律失常药物、抗心源性休克药物、治疗心力衰竭药物等。

↓

搬运

1. 医疗运送必须自备担架及必需的抢救、监护医疗器械及药物。
2. 病情得到有效控制趋于好转或相对稳定后施行医疗运送。
3. 及时履行告知义务。向患者、家属交代病情：可能出现的变化及不良预后，医疗运送的意义、目的和注意事项，以取得患者、家属的理解和同意。必要时，患者双方签订知情同意书，防范医患纠纷的发生。
4. 搬运过程中固定好患者，应注意楼道狭窄和拐弯处，防止患者从担架上摔下或碰伤，身体尽量不要倾斜，应保持平稳。搬抬者应步调一致、步伐平稳快捷。

↓

后送途中

1. 患者取平卧位，注意保暖。
2. 严密观察神志、脉搏、呼吸、血压等变化，发现异常及时报告医生处理。
3. 持续吸氧，以减轻组织缺氧状态，进行血氧饱和度（SPO_2）动态监测及心电监护，注意保持各项参数的稳定性。
4. 密切观察用药反应。对使用吗啡或哌替啶等镇痛药的患者，应特别注意患者的呼吸情况，是否出现呼吸频率减慢、减弱、被抑制的情况。
5. 积极观察防治急性心肌梗死的三大合并症。
6. 保持输液管道顺畅，保证各种急救药物顺利进入体内。
7. 适时做好心理护理，缓解其焦虑、紧张情绪。
8. 随时保持与医院的联系，通报患者病情及救治情况，保障患者途中安全。

图 4-4 急性心肌梗死患者院前急救的护理流程

五、急性左心衰竭患者院前急救的应急预案与流程

（一）应急预案

1. 急救原则　急性左心衰竭是常见的急危重症之一，病情重、变化快，应迅速针对其病因、诱因和病理生理变化三方面综合治疗，其首要目标是减轻心脏负荷，增加心排血量，缓解肺淤血，改善和维持组织的充分供氧。必须就地、就近立即组织抢救，切忌观望等待或未经救治的运送，以免延误抢救时机。

2. 患者体位　将患者安置于靠背而坐，保持安静，两腿下垂休息，以减少回心血量，增加肺容量和肺活量，防止精神紧张、焦虑。

3. 尽快充分给氧　常用纯氧面罩和高流量鼻导管吸氧，以尽快使脉搏血氧饱和度大于95%。严重缺氧者，可采用面罩正压供氧或气道双相正压通气供氧，氧浓度以40%~60%为宜。必要时，应采用气管内插管和机械通气，给予间歇正压通气或呼吸末正压通气。

4. 消除气道泡沫　可吸入二甲基硅油消泡剂，或将氧气通过20%~30%的酒精湿化后吸入，以降低泡沫的表面张力而使之破裂，有利于肺顺应性和肺泡通气的改善。

5. 遵医嘱快速、准确给予各种治疗药物　①吗啡：具有镇静作用，可减轻患者的躁动和焦虑状态，降低心肌耗氧量；急性肺水肿如伴有颅内出血、意识障碍、休克、慢性阻塞性疾病或支气管哮喘时忌用吗啡；②呋塞米：通过扩张静脉和快速利尿作用减少循环心脏前负荷，降低肺毛细血管压；③血管扩张剂，如硝酸甘油、硝普钠、酚妥拉明等，静脉使用应注意滴速，且禁忌与其他药物配伍；④洋地黄制剂，常用的有毛花苷C、地高辛、毒花毛苷K等；⑤氨茶碱，通过其明显的扩张支气管作用以及温和的外周血管扩张、利尿和正性肌力作用，改善呼吸困难；⑥肾上腺皮质激素，如地塞米松、琥珀酸氢化可的松等，具有解除支气管痉挛、降低毛细血管通透性、促进利尿等作用。

6. 病因治疗　经初步急症处理后，应积极治疗病因和处理诱因。

7. 心理护理　观察患者情绪变化，安慰和鼓励患者，稳定患者情绪，树立患者战胜疾病信心，主动配合治疗和护理。

（二）护理流程

急性左心衰竭患者院前急救的护理流程见图4-5：

现场

1. 患者取端坐靠背体位，两腿下垂，保持舒适安静，防止精神紧张和焦虑。
2. 紧急处置：①持续氧气吸入，保持气道通畅。吸氧时应将氧气加温湿化，以防刺激呼吸道引起呛咳；②输液时注意无菌操作技术、药物配伍禁忌、输液管路通畅，应严格控制滴速，防止药液外漏等。遵医嘱快速准确给予各种治疗药物。

搬运

1. 医疗运送必须自备担架及必需的抢救、监护医疗器械及药物。
2. 病情得到有效控制趋于好转或相对稳定后施行医疗运送。
3. 运送前及时履行告知义务。向患者、家属交代病情：可能出现的变化及不良预后，医疗运送的意义、目的和注意事项，以取得患者、家属的理解和同意。必要时，患者双方签订知情同意书，防范医患纠纷的发生。
4. 搬运过程中，固定好患者，应注意楼道狭窄和拐弯处，防止患者从担架上摔下或碰伤，身体尽量不要倾斜，应保持平稳。搬抬者应步调一致、步伐平稳快捷。

后送途中

1. 患者头高足低卧位，注意保暖。
2. 严密观察患者的精神意识、瞳孔等神经系统症状的变化，严密观察呼吸、心搏、脉搏、血压的变化，发现异常及时报告医生处理。
3. 持续吸氧，以减轻组织缺氧状态，进行血氧饱和度（SPO_2）动态监测及心电监护，注意保持各项参数的稳定性。
4. 密切观察用药反应。对使用吗啡或哌替啶等镇痛药的患者，应特别注意患者的呼吸情况，是否出现呼吸频率减慢、减弱、被抑制的情况。
5. 保持输液管道顺畅，保证各种急救药物顺利进入体内。
6. 适时做好心理护理，缓解其焦虑、紧张情绪。
7. 随时保持与医院的联系，通报患者病情及救治情况，保障患者途中安全。

图 4-5　急性左心衰竭患者院前急救的护理流程

六、急性呼吸衰竭患者院前急救的应急预案与流程

（一）应急预案

1. 急救原则　急性呼吸衰竭多发病突然，且病情重、变化快，甚至危及生命，需及时采取抢救措施，改善缺氧，保证机体氧供的需要。同时要注意维持酸碱平衡，保护重要脏器的功能。此外，应针对原发病进行及时合理地治疗。

2. 患者体位　患者取平卧位，保持安静，防止精神紧张、焦虑。

3. 保持气道通畅和维持有效通气　①用多孔导管吸除口腔、鼻咽部分泌物、胃内反流物等；纠正缺氧可用鼻面罩吸氧，高频通气；必要时，应尽快建立人工气道，给予机械通气治疗；②气道湿化治疗；③胸部体疗，如体位引流、拍背排痰等，但咯血、胸部严重外伤、胸廓重建术后者，不宜拍背。

4. 尽快充分给氧　常用纯氧面罩和高流量鼻导管吸氧，待 PaO_2 增至 60mmHg 以上逐渐降低吸氧浓度，以免长时间高浓度吸氧引起氧中毒。

5. 遵医嘱快速、准确给予各种治疗药物　①支气管和血管扩张剂，如氨茶碱、酚妥拉明；②抗生素；③糖皮质激素；④强心剂、利尿剂。

6. 病因治疗　经初步急症处理后，应积极治疗病因和处理诱因。

7. 心理护理　观察患者情绪变化，安慰和鼓励患者，稳定患者情绪，树立其战胜疾病信心，主动配合治疗和护理。

（二）护理流程

急性呼吸衰竭患者院前急救的护理流程见图 4-6：

现场

1. 患者取平卧位，保持舒适安静，防止精神紧张和焦虑。
2. 紧急处置：①保持气道通畅和维持有效通气，如吸除口咽部分泌物和异物，气道湿化治疗，胸部体疗等；②正确吸痰保证有效供氧，吸痰前后加大有效潮气量，并给予高浓度吸氧2分钟，可有效提高SPO$_2$；③遵医嘱快速准确给予各种治疗药物；④输液时注意无菌操作技术、药物配伍禁忌、输液管路通畅。

搬运

1. 医疗运送必须自备担架及必需的抢救、监护医疗器械及药物。
2. 病情得到有效控制趋于好转或相对稳定后施行医疗运送。
3. 运送前及时履行告知义务。向患者、家属交代病情：可能出现的变化及不良预后，医疗运送的意义、目的和注意事项，以取得患者、家属的理解和同意。必要时，患者双方签订知情同意书，防范医患纠纷的发生。
4. 搬运过程中固定好患者，应注意楼道狭窄和拐弯处，防止患者从担架上摔下或碰伤，身体尽量不要倾斜，应保持平稳。搬抬者应步调一致、步伐平稳快捷。

后送途中

1. 患者取平卧位，注意保暖。
2. 严密观察患者的意识和皮肤色泽等的变化，严密观察呼吸、脉搏、血压、体温、尿量的变化，发现异常及时报告医生处理。
3. 保证氧疗供氧管道通畅，防止扭曲、滑脱、阻塞等。
4. 气管插管后要防止咽喉污物吸入呼吸道发生窒息。
5. 气管切开后，应保持气道湿润、通畅，及时清除呼吸道内分泌物，防止外套管被分泌物结痂堵塞。
6. 密切观察用药反应。严格掌握给药剂量、速度、时间及方法，避免因滴速快慢引起的不良反应。用药过程中要随时心电监护，特别注意血压的变化。
7. 适时做好心理护理，缓解其焦虑、紧张情绪。
8. 随时保持与医院的联系，通报患者病情及救治情况，保障患者途中安全。

图4-6 急性呼吸衰竭患者院前急救的护理流程

七、腹部损伤患者院前急救的应急预案与流程

（一）应急预案

1. **急救原则** 存在多发伤时以保护生命为原则，合理安排处理创伤所带来的各种问题的顺序，优先心脑肺功能复苏，迅速解除气道堵塞；迅速控制外出血，处理气胸、抗休克等；及时处理腹部创伤。

2. 严重腹部损伤应用胃肠减压，防止呕吐、胃扩张和吸入性肺炎。

3. 放置尿管，观察尿量及有无出血情况。

4. 伤口处理　如有伤口可行包扎，腹腔脏器外漏给予无菌盐水纱布覆盖外露组织，并用换药碗扣住（严禁将膨出组织回纳），局部包扎固定，取半坐卧位，减轻腹肌紧张。

（二）护理流程

腹部损伤患者院前急救的护理流程见图 4-7：

现场

1. 腹部损伤应根据伤员伤情、伤势、伤类，及早决定急救方法。
2. 正确搬运伤员脱离危险环境到安全地带。
3. 紧急处置：①优先维持生命，处理颅脑、胸部多发伤，保持呼吸道通畅，给氧以维持有效呼吸；建立静脉通路，遵医嘱快速准确给药抗休克；②开放性气胸者，以棉垫覆盖胶布固定封口，变开放性气胸为闭合性气胸；③血气胸者，行胸腔穿刺或安置闭式引流管，排除血气，解除胸腔压力；④严重腹部损伤者，行胃肠减压，防止呕吐、胃扩张和吸入性肺炎；⑤放置尿管，观测尿量及其性质；⑥腹腔内脏器脱出者，严禁回纳内脏，应先用无菌盐水敷料覆盖脱出脏器，然后用大小合适的碗扣住，局部包扎固定，并嘱伤员不要用力咳嗽或翻身。

搬运

1. 准备搬运工具（如平板车、三轮车、担架等），医疗运送必须自备担架及必需的抢救、监护医疗器械及药物。
2. 把握好转运时机，应在伤员的病情及生命体征稳定后再搬运，避免途中发生意外。
3. 搬运过程中应注意手法适度，防止伤员从担架上摔下。搬抬者应步调一致、步伐平稳快捷。
4. 按伤员伤情的轻重缓急，优先护送重伤员。

后送途中

1. 根据伤员的伤类、伤情和伤势，采取尽可能的舒适体位，缓解疼痛。
2. 严密观察病情，监测脉搏、呼吸、血压，观察伤口出血情况，注意有无分泌物阻塞气道，发现异常及时报告医生处理。
3. 妥善固定各种管道，防止脱落、扭曲或阻塞，保证通畅。记录引流液的量、颜色和性质。
4. 持续低流量吸氧，保持呼吸道通畅，缓解呼吸困难。
5. 持续进行血氧饱和度（SPO_2）监测及心电监护，注意保持各项参数的稳定性。
6. 确诊伤员可酌情用镇痛药物镇痛。
7. 适时做好心理护理，缓解其焦虑、紧张情绪。

图 4-7　腹部损伤患者院前急救的护理流程

八、四肢损伤患者院前急救的应急预案与流程

（一）应急预案

1. 急救原则　根据骨折治疗原则，结合致伤原因、骨折类型、局部解剖特点、患者全身情况，尽可能采取适宜的急救方法。骨折复位的基本要求是所复位置不影响正常功能的恢复。对累及关节的骨折，应力争达到解剖复位。四肢大关节损伤的急救原则是清创、防止感染、关节制动、防止畸形和恢复功能。

2. 局部处理　充分暴露伤部，及时处理伤肢，快速对伤口加压包扎止血，大血管断裂或肢体离断应立即上气囊止血带止血，并注明上止血带时间；挤压伤患者若有伤口出血者，忌用止血带及抬高伤肢，禁止不必要的肢体活动。

3. 伤肢有效固定　对骨折伤肢进行简单手法牵引复位后用夹板固定。外露的骨折端禁止复位回纳，应立即给予无菌敷料包扎、夹板固定。

4. 建立静脉通路，维持有效循环　遵医嘱给予镇痛、防止休克、控制感染等治疗。注意保暖。迅速护送，途中监测患者生命体征。

5. 保存好离断肢体，有希望再植者用无菌敷料包裹并外敷冰块随患者转运至有条件手术的医院医治。

（二）护理流程

四肢损伤患者院前急救的护理流程见图 4-8：

现场

1. 四肢损伤患者应根据其伤情、伤势、伤类及全身情况采取适宜的急救方法。
2. 正确搬运伤员脱离危险环境到安全地带。
3. 紧急处置：①优先维持生命，处理多发伤，保持呼吸道通畅，给氧以维持有效呼吸；②建立静脉通路，遵医嘱快速准确给药抗休克、抗感染、镇痛等；③骨折者，行清创、止血、复位、固定；④正确处理血管、神经等合并伤；⑤关节损伤的处理：对关节脱位者行手法复位后用纱布绷带包扎固定。关节腔内积血者行关节腔穿刺，抽除积血并加压包扎。

搬运

1. 准备搬运工具（如平板车、三轮车、担架等），医疗运送必须准备担架及必需的抢救、监护医疗器械及药物。
2. 把握好转运时机，应在伤员的病情及生命体征稳定后再搬运，避免途中发生意外。
3. 搬运过程中应注意手法适度，防止伤员从担架上摔下。搬抬者应步调一致、步伐平稳快捷。
4. 按伤员伤情的轻重缓急，优先护送重伤员。

后送途中

1. 根据伤员的伤类、伤情和伤势取合适体位，缓解疼痛，如卧硬板床、取半坐位。
2. 严密观察病情，监测脉搏、呼吸、血压，观察伤肢的肤色、皮温及动脉搏动情况，观察伤口有无继续出血现象，发现异常及时报告医生处理。
3. 持续低流量吸氧，保持呼吸道通畅，缓解呼吸困难。
4. 持续进行血氧饱和度（SPO_2）监测及心电监护，注意保持各项参数的稳定性。
5. 详细记录用止血带的时间及伤情。保持伤口敷料无菌干燥，防止感染。
6. 保持肢体功能位固定，防止畸形愈合。定时按摩受压皮肤，避免再度损伤皮肤。
7. 适时做好心理护理，缓解其焦虑、紧张情绪。

图 4-8　四肢损伤患者院前急救的护理流程

九、呼吸、心搏骤停患者院前急救的应急预案与流程

（一）应急预案

1. **急救原则**　必须就地、就近立即组织抢救，切忌观望、等待或未经救治的运送，以免延误抢救时机。急救首要任务是尽快建立有效人工循环和人工呼吸。诊断和急救时注意"三不要"：一不要等待静听心音；二不要等待心电图的检查；三不要等待静脉或动脉输液、输血。因为这些措施需占去很多时间。

2. **患者体位**　将患者仰卧放置于地上或硬板上，解开患者上衣，暴露胸部。抢救者跪或站立于患者右肩颈侧。

3. **建立及维持人工循环**　①畅通气道，清除口腔内异物及分泌物；②人工呼吸（口对口、口对面罩人工呼吸或人工气道给氧）；③标准胸外心脏按压，按压次数与人工呼吸比为30∶2，连续做5个循环；④肾上腺素、胺碘酮、利多卡因、阿托品静注或静滴。

4. **电击除颤**　室颤（VF）或无脉性室性心动过速（VT）患者电击除颤，应立即进行非同步电击除颤，单向波型除颤用360J，双向波型用150~200J；除颤后持续或再发VF或VT；心室静止或心电图电机械分离患者，持续心肺复苏术。

5. **心率恢复后低于60次/分者**，建立静脉通路静脉给药。自主呼吸无恢复或浅慢呼吸患者，维持有效呼吸，条件许可立即行气管插管，并用呼吸机辅助呼吸。

6. **给氧**　尽快给氧，早期以高浓度为宜，以后可以根据血气分析逐步将给氧浓度降低至40%~60%为宜。

7. **心理护理**　观察患者情绪变化，安慰和鼓励患者，稳定患者情绪，树立患者战胜疾病信心，主动配合治疗和护理。

（二）护理流程

呼吸、心搏骤停患者院前急救的护理流程见图4-9：

现场

1. 正确搬运患者仰卧放置于地上或板床上，暴露胸部。
2. 紧急处置
　　（1）心肺复苏术（CPR）：①开放气道，保持气道通畅；②人工呼吸；③胸外心脏按压；药物或病因治疗；心电监护；室颤治疗；评估或预测；脑复苏；重症监护。
　　（2）复苏有效指征：①瞳孔由大变小；②面色由发绀转变为红润；③扪及大动脉搏动，动脉血压在60mmHg以上；④意识恢复；⑤自主呼吸恢复；⑥尿量>30ml／h。

↓

搬运

1. 准备搬运工具（如平板车、三轮车、担架等），医疗运送必须自备担架及必需的抢救、监护医疗器械及药物。
2. 应在患者的病情及生命体征相对稳定后再搬运，避免途中发生意外。
3. 搬运过程中固定好患者，应注意楼道狭窄和拐弯处，防止患者从担架上摔下或碰伤，身体尽量不要倾斜，应保持平稳。搬抬者应步调一致、步伐平稳快捷。

↓

后送途中

1. 患者取平卧位，头部应与车辆行进方向相反，以保证脑部供血。注意四肢保暖，但头部应降温，防止脑水肿。
2. 严密观察意识、体温、脉搏、呼吸、血压等变化，及时吸出呼吸道分泌物，发现异常及时报告医生处理。
3. 持续低流量吸氧，以减轻组织缺氧状态，进行血氧饱和度（SPO_2）动态监测及心电监护，注意保持各项参数的稳定性。
4. 保持输液管道通畅，保证各种急救药物顺利进入体内。
5. 留置尿管动态观察每小时尿量并记录。如每小时尿量达30ml以上，表示循环状态好转。
6. 适时做好心理护理，缓解其焦虑、紧张情绪。

图4-9　呼吸、心搏骤停患者院前急救的护理流程

十、周围血管、神经损伤患者院前急救的应急预案与流程

（一）应急预案

1. **急救原则**　根据患者周围血管、神经致伤原因，伤势、伤情、伤类及患者全身情况和医疗条件，尽可能采取适宜的急救方法。周围血管损伤的救治原则：首先止血、抗休克、挽救患者生命；其次重建肢体血液循环、修复血管、保存肢体、恢复功能。闭合性神经损伤应进行临床观察，开放性神经损伤清创时一般不做神经缝合，待伤口愈合2~3周后行二期修复。

2. **迅速止血**　根据患者血管损伤情况，采用手法、止血带、无菌敷料加

压止血。四肢大血管损伤用气囊止血带止血，并注明上止血带时间。钳夹止血法注意避免伤及邻近神经、血管，影响修复。

3. 迅速建立静脉通路，遵医嘱补充血容量，输入平衡液或血浆代用品，维持有效循环，并注意保暖。

4. 合并骨折者的处理　对骨折伤肢进行简单手法牵引复位后用夹板固定。外露的骨折端禁止复位回纳，应给予无菌敷料包扎、夹板固定。

（二）护理流程

周围血管、损伤患者院前急救的护理流程见图 4-10：

现场

1. 根据患者伤情、伤势、伤类及全身情况采取适宜的急救方法。
2. 正确搬运患者脱离危险环境到安全地带救治。
3. 紧急处置：①建立静脉通路，遵医嘱快速准确给药抗休克、抗感染、镇痛等；②合并骨折者，行清创、止血、复位、固定；对关节脱位者，行手法复位后用纱布绷带包扎固定；关节内积血者，行关节穿刺抽出积血并加压包扎；③优先维持生命，处理多发伤，保持呼吸道通畅，给氧以维持有效呼吸；④正确处理四肢骨折、关节等合并伤。

↓

搬运

1. 准备搬运工具（如平板车、三轮车、担架等），医疗运送必须自备担架及必需的抢救、监护医疗器械及药物。
2. 把握好转运时机，应在伤病员的病情及生命体征稳定后再搬运，避免途中发生意外。
3. 搬运过程中应注意手法适度，防止伤病员从担架上摔下。搬抬者应步调一致、步伐平稳快捷。

↓

后送途中

1. 根据患者的伤类、伤情和伤势取合适体位，缓解疼痛，如卧硬板床、取半坐位。
2. 严密观察病情变化，监测脉搏、呼吸、血压。观察伤肢的肤色、皮温及动脉搏动情况，观察伤口有无继续出血现象，观察每小时尿量并记录，发现异常及时报告医生处理。
3. 持续低流量吸氧，保持呼吸道通畅，缓解呼吸困难。
4. 持续进行血氧饱和度（SPO_2）监测及心电监护，注意保持各项参数的稳定性。
5. 详细记录用止血带的时间及伤情。保持伤口敷料无菌干燥，防止感染。
6. 绝对卧床休息，减少活动，注意保暖，但患肢忌热敷或冷敷。
7. 预防无感觉的肢体再损伤，帮助患者定时变换体位，以免局部时间长受压发生压疮。
8. 适时做好心理护理，缓解其焦虑、紧张情绪。

图 4-10　周围血管、神经损伤患者院前急救的护理流程

十一、糖尿病酮症酸中毒患者院前急救的应急预案与流程

（一）应急预案

1. 急救原则　糖尿病酮症酸中毒是糖尿病患者最严重的代谢并发症，减少其死亡率的最有效方法是早期诊断、早期治疗。根据病史、临床表现及检验血糖、血酮增高，尿糖、尿酮阳性，CO_2CP 下降等即可明确诊断。治疗原则是一定剂量的胰岛素，改善代谢异常；补充适量液体，缓解酸中毒；防止各种并发症，降低病死率。

2. 胰岛素治疗　建立静脉通路，遵医嘱小剂量持续静脉滴注，可以促进体内葡萄糖的利用，终止酮体的产生，改善代谢异常。

3. 输液　患者失水多于失钠，血液浓缩，故应迅速给患者补液，纠正失水，促进酮体的排出。注意水电解质平衡，适当补充钾离子。一般 24 小时内输液总量：轻度失水者为 3000~5000ml，严重失水者为 6000~8000ml。

4. 积极治疗诱因　针对有无存在严重感染、心肌梗死、心血管病等诱因，采取相应的方法进行积极治疗。

（二）护理流程

糖尿病酮症酸中毒患者院前急救的护理流程见图 4-11：

现场

1. 明确诊断：①有糖尿病史，近期有感染、腹泻、创伤、手术等情况；降糖药物剂量不足或中断等诱因；②有全身乏力、口渴、恶心、呕吐、腹泻、昏迷等临床表现；③体检中可见脱水明显，呼气有烂苹果味等。
2. 紧急处置：①建立静脉通路，其中一条通道用于输入胰岛素（采取小剂量持续静脉滴入的方法），另一条通道主要用于输液及输入抗生素和碱性液体，以维持酸碱平衡；②保持呼吸道通畅，给氧以维持有效呼吸。

搬运

1. 医疗运送必须自备担架及必需的抢救、监护医疗器械及药物。
2. 病情得到有效控制趋于好转或相对稳定后施行医疗运送。
3. 及时履行告知义务。向患者、家属交代病情：可能出现的变化及不良预后，医疗运送的意义、目的和注意事项，以取得患者、家属的理解和同意。必要时，患者双方签订知情同意书，防范医患纠纷的发生。
4. 搬运过程中，固定好患者，应注意楼道狭窄和拐弯处，防止患者从担架上摔下或碰伤，身体尽量不要倾斜，应保持平稳。搬抬者应步调一致、步伐平稳快捷。

后送途中

1. 根据患者的病情取合适体位。注意保暖、避免受凉。
2. 严密观察患者心率、血压、呼吸、体温、意识的变化，并认真记录。
3. 妥善固定输液管道，保证通畅；调节好输液速度，以免影响治疗效果。
4. 尿量监测。尿量可直接反映肾功能情况，大量补液和使用胰岛素后尿量可逐渐增多达到出入平衡，因此，应记录每小时的尿量。
5. 必要时持续进行心电监护，注意保持各项参数的稳定性；补钾时注意心电图的变化。密切观察治疗药物的效果及不良反应。
6. 应用胰岛素时严密观察患者有无低血糖的症状。补钾时注意液体勿渗出血管外，以免血管周围组织坏死。

图 4-11　糖尿病酮症酸中毒患者院前急救的护理流程

十二、休克患者院前急救的应急预案与流程

（一）应急预案

1. 急救原则　休克是危及患者生命的紧急情况，因此需要同时进行诊断、评估和治疗。休克治疗的基本目标是在发生细胞损伤前恢复重要脏器的有效灌注，而有效灌注受灌注压及血流的影响，因此首要任务是维持适宜的血压；其次是维持足够的心输血量。病因治疗是彻底逆转休克的关键所在，因此，在积极进行支持性治疗的同时应积极治疗病因。

2. 补充血容量　建立2~3条静脉通路或行中心静脉插管。外周静脉使用大口径穿刺针近心端静脉穿刺。①遵医嘱快速静滴等渗晶体液、乳酸林格液、平衡液和生理盐水，迅速有效补充血容量；同时选用地塞米松10~20mg静注，以增强细胞膜稳定性，抑制血小板聚集，降低血液黏稠度，促进微循环畅通；②从另一条静脉通路输入代血浆和血浆制剂等胶体液，以扩充功能性细胞外液。

3. 应用血管活性药物，改善组织灌注，维持重要器官的血供。

4. 保持气道畅通，给予鼻导管、面罩吸氧，纠正组织细胞缺氧；有压迫气道及胸部创伤者，为防止气道梗阻应尽早行气管插管或气管切开。

5. 休克卧位，保暖（禁用热水袋、电热毯），感染性休克持续高热者应予以降温措施。

6. 针对病因予以必要的紧急处理。

7. 留置导尿管肾功能监测，及时准确测量每小时尿量。

8. 心理护理　观察患者情绪变化，并给予安慰和鼓励，稳定其情绪，树立患者战胜疾病信心，主动配合治疗和护理。

（二）护理流程

休克患者院前急救的护理流程见图4-12：

现场

1. 正确搬运患者脱离危险环境到安全地带救治。
2. 根据患者伤因、伤情、伤势、全身情况及院前救治条件采取适宜的急救方法。
3. 紧急处置：①建立静脉通路，遵医嘱快速准确给予补充血容量的液体，给予血管活性药物，给予控制感染源的药物，给予纠正酸中毒药物；②正确处理创伤，伤口行清创、包扎、止血，骨折行清创、复位、包扎、固定，多发伤处理应优先维持生命，保持呼吸道通畅、给氧等；③应用强心药物，经补液、应用血管药物、纠正酸中毒后休克仍未好转，可用洋地黄制剂，以增强心肌收缩力，增加心搏血量。

搬运

1. 准备搬运工具（如平板车、三轮车、担架等），医疗运送必须自备担架及必需的抢救、监护医疗器械及药物。
2. 把握好转运时机，应在伤员的病情及生命体征稳定后再搬运，避免途中发生意外。
3. 搬运过程中应注意手法适度，防止伤员从担架上摔下。搬抬者应步调一致、步伐平稳快捷。

后送途中

1. 患者取平卧位，下肢抬高30°，保暖，避免不必要的搬动。
2. 严密观察病情变化，遵医嘱要求频次监测脉搏、呼吸、血压。观察伤口有无继续出血现象，发现异常及时报告医生处理。
3. 持续低流量吸氧，保持呼吸道通畅，以减轻组织缺氧状态，进行血氧饱和度（SPO_2）动态监测及心电监护，注意保持各项参数的稳定性。
4. 保持输液管道通畅，注射调节输液速度和输入总量，并严密观察。
5. 绝对卧床休息，减少活动，注意保暖；高热（≥39℃）者按高热护理。
6. 动态观察每小时尿量并记录。如每小时尿量达30ml以上，表示循环状态好转。
7. 及时做好心理护理，缓解其焦虑、紧张情绪。

图 4-12　休克患者院前急救的护理流程

十三、烧伤患者院前急救的应急预案与流程

（一）应急预案

1. 急救原则　烧伤是平时、战时常见的一种损伤。就小面积浅度烧伤而言，只是皮肤浅组织的损伤，按一般外科处理原则处理创面即可；但烧伤面积广泛且达到某种深度时，则已成为一种全身性疾患，虽伤在表面，但对深部系统、多器官的变化必须了解与防治。

现场急救的目标是尽快消除致病原因，脱离现场和进行危及生命的救治措施。

2. 迅速脱离热源　①火焰烧伤者，立即脱去燃烧衣物，就地翻滚或跳入水池，熄灭火焰。呼救者可就近用棉被、毛毯等非易燃物品覆盖，隔离空气灭火。忌奔跑呼叫，以免风助火势烧伤头面部和呼吸道；②热液浸渍的衣裤，可以用冷水冲淋后剪开取下，忌强力撕脱；③小面积烧伤立即用清水连续冲淋或浸泡，既可减轻疼痛，又可带走余热，减轻烧伤程度。

3. 保护受伤部位　创面只求不再污染和损伤，可用干净敷料或布类保护，或行简单包扎后送医院处理。避免有色药物涂抹，增加烧伤深度判定的难度。

4. 维护呼吸道通畅　①火焰烧伤者呼吸道常受烟雾、热力等损伤，应特别注意保持呼吸道通畅；必要时行气管内插管，给予氧气；②合并一氧化碳中毒者应移至通风处，吸入氧气。

5. 抗休克　建立静脉输液通路，遵医嘱准确给予抗休克的液体和药物。紧急抢救一时无法获得血浆时，可以使用低分子量的血浆代用品，但用量不宜超过 1000ml，并尽快以血浆代替。高度口渴、烦躁不安者常提示休克严重，应加快输液，只可少量口服盐水。

6. 镇痛　可酌情使用地西泮、哌替啶等，已有休克者需经静脉用药，但应注意避免抑制呼吸中枢。

7. 创面污染严重或有深度烧伤者均应注射破伤风抗毒素（TAT），并用抗生素治疗。

8. 留置导尿管，观察每小时尿量，并注意有无血红蛋白尿。

9. 心理护理　安慰和鼓励受伤者，稳定其情绪，为伤者树立战胜疾病信心，主动配合治疗和护理。

10. 高度注意　注意有无复合伤，对大出血、开放性气胸、骨折等应积极施行相应的急救处理。

（二）护理流程

烧伤患者院前急救的护理流程见图 4-13：

现场

1. 正确搬运或转移伤者脱离现场，将伤者安置在安全、通风处，施行急救处置。
2. 迅速评估伤者的烧伤程度、深度和原因，并根据院前治疗条件采取适宜的急救方法。
3. 紧急处置：①建立静脉输液通路，遵医嘱快速准确给予补充血容量的液体，给予抗休克、抗感染的药物等；②保持呼吸道通畅、给氧等，有头、面部烧伤时应特别注意有无呼吸道损伤，必要时行气管内插管，给予氧气；③保护受伤部位，避免创面再损伤、再污染，可使用干净敷料或布类包扎处理；注意勿用有色药物涂抹，增加深度判断的难度；④遵医嘱给予镇静、镇痛药物等；⑤创面污染严重或有深度烧伤者均应注射 TAT，并用抗生素防治感染。

搬运

1. 准备搬运工具（如平板车、三轮车、担架等），医疗运送必须自备担架及必需的抢救、监护医疗器械及药物。
2. 大面积严重烧伤早期避免长途转送，休克期最好就近输液抗休克或行气管切开；把握好转运时机，应在伤员的病情及生命体征稳定后再搬运，避免途中发生意外。
3. 搬运过程中应注意手法适度，防止伤员从担架上摔下。搬抬者应步调一致、步伐平稳快捷。

后送途中

1. 伤者取平卧位或舒适体位，注意保暖，保持安静，并避免不必要的搬动。
2. 严密观察病情变化，遵医嘱测脉搏、呼吸、血压，发现异常及时报告医生处理。
3. 持续低流量吸氧，保持呼吸道通畅，以减轻组织缺氧状态，进行心电监护，注意保持各项参数的稳定性。
4. 保持输液管道通畅，注射调节输液速度和输入总量，并严密观察。
5. 观察包扎创面是否有渗出，防止大小便污染。暴露创面防尘、防蝇、保暖。
6. 观察每小时尿量并记录。如每小时尿量达30ml以上，表示休克状态好转。
7. 适时做好心理护理，缓解其焦虑、紧张情绪。

图 4-13　烧伤患者院前急救的护理流程

十四、急性食物中毒患者院前急救的应急预案与流程

（一）应急预案

1. 急救原则　急性食物中毒是常见多发病，根据进食不洁食物病史、流行病学特点、临床表现和以消化道症状为主的临床表现便可做出初步诊断。治疗原则是解痉镇痛，纠正水、电解质紊乱，镇静、止泻等对症处理的同时，积极寻找病因，确定诊断，进行对因治疗。除危重患者送院救治外，其他患者就地组织救治。

2. 清除毒物　采取催吐、洗胃、灌肠等方法清除体内毒物，以减少毒物的吸收。

3. 迅速输液　建立静脉通路，迅速补液，纠正水电解质、酸碱平衡紊乱。大量呕吐者，每天应补给每日需要量和呕吐丢失液体量。同时，应注意钾、钠离子的补充。

4. 积极治疗病因　根据流行病学调查，患者的症状、体征，采集标本的实验室检查结果，综合分析判断病因，并采取相应的方法进行病因治疗。

5. 遵医嘱准确给予镇静、镇痛、止泻、止吐和抗生素等药物。

6. 保持呼吸道通畅，有呕吐物和分泌物时及时吸出。昏迷者按昏迷患者护理常规护理。

（二）护理流程

急性食物中毒患者院前急救的护理流程见图 4-14：

现场

1. 明确诊断：①根据病情、病因评估，食物中毒的流行病学调查和患者的临床表现等综合分析作出诊断；②逐个询问检查患者，分清患者病情的轻重缓急。
2. 紧急处置：①建立静脉通道，遵医嘱迅速补充液体，纠正水、电解质、酸碱平衡紊乱。②遵医嘱准确给予对症治疗（如止吐、止泻、解痉、镇静）和对因治疗（如抗生素）；③保持呼吸道通畅，及时吸出呕吐物和分泌物，必要时给氧以维持有效呼吸。

搬运

1. 医疗运送必须准备担架及必需的抢救、监护医疗器械及药物。
2. 病情得到有效控制趋于好转或相对稳定后施行医疗运送。
3. 及时履行告知义务。向单位负责人、患者、家属交代病情：可能出现的变化及不良预后，医疗运送的意义、目的和注意事项，以取得患者、家属的理解和同意。必要时，患者双方签订知情同意书，防范医患纠纷的发生。
4. 搬运过程中固定好患者，应注意楼道狭窄和拐弯处，防止患者从担架上摔下或碰伤，身体尽量不要倾斜，应保持平稳。搬抬者应步调一致、步伐平稳快捷。

后送途中

1. 根据患者的病情取合适体位休息。注意保暖、避免受凉感冒。
2. 严密观察患者心率、血压、呼吸、体温、意识的变化，观察呕吐、腹泻的次数、量和性质。一旦发现酸中毒、周围循环衰竭等病情变化，应立即报告医生处理。补钾时应注意心电图的变化。
3. 妥善固定输液管道，保证通畅；调节好输液速度，以免影响治疗效果。
4. 尿量监测。尿量可直接反映肾功能情况，因此，应记录每小时的尿量。
5. 密切观察治疗药物的效果及不良反应，注意药物的配伍禁忌。
6. 适时做好心理护理，消除患者恐惧、不安情绪，取得患者积极配合治疗。

图 4-14　急性食物中毒患者院前急救的护理流程

第五章　重要护理操作的告知流程

一、静脉输液告知流程

1. 由护理人员告知患者及家属输液的目的，以补充营养、供给热能，输入药物治疗疾病及增加血容量、维持血压等治疗方法。

2. 告知患者及家属在输液过程中的注意事项，如茂菲滴管不能倒置，以免空气进入，穿刺部位疼痛、肿胀均属异常现象，应及时向护士反映。护士根据具体情况采取有效的护理措施。

3. 告知患者输入药物及输液量、所用药物的注意事项及不良反应。

4. 需要长期输液的患者，护士为保护和合理使用静脉，一般会从远端开始选择血管（特殊情况例外），请患者配合。

5. 如需建立两条静脉通路，应向患者说明目的。

6. 护士穿刺时可能会有一些疼痛，请患者不要活动，以免损伤血管或造成穿刺失败。

7. 对患者及家属给予的配合表示感谢。

二、静脉采血告知流程

1. 由护理人员告知患者及家属　静脉采集血标本是采集人体一小部分血液，反映机体正常的生理现象和病理改变，为评估患者的健康状态提供客观资料。

2. 告知患者及家属采血标本做生化检验时患者应空腹，因为此时血液的各种化学成分处于相对恒定状态，检验结果比较准确。

3. 告知患者及家属不可以在输液、输血的针头处抽取血标本，否则会影响检验结果，请患者配合。

4. 抽血完毕后，应对患者及家属的配合表示感谢。

三、应用静脉输液泵注射告知流程

1. 护理人员首先告知患者和家属　为了准确控制输液速度，护士根据医嘱给患者使用输液泵进行静脉输液。

2. 护士向患者介绍注射药物的目的、药品名称、剂量、作用以及应用药物的注意事项。

3. 护士给患者简单讲解输液泵的工作原理。输液泵是利用机械推动液体进入血管的电子仪器，这种输液泵的优点是输液速度均匀、入量准确、使用安全。

4. 给患者注射后护士向患者、家属说明输液量、输液速度。

5. 使用输液泵的过程中可能会出现报警，常见原因有气泡、输液管堵塞、输液结束等。在输液过程中护士会定时巡视。如果出现上述情况，请患者及时按压呼叫器，以便护理人员及时处理。

6. 患者及家属不要随意搬动输液泵，以防止输液泵电源因牵拉而脱落。

7. 输液肢体不要剧烈活动，以防止输液管被牵拉脱出。

8. 在患者输液过程中，护士应协助患者做好生活护理。

9. 感谢患者、家属的合作。

四、锁骨下静脉穿刺置管告知流程

1. 首先由医生告知患者和家属　　锁骨下静脉穿刺是手术前、手术后营养支持的必要手段，由于穿刺管相对较粗，可以将分子量较大、浓度较高的氨基酸及脂肪乳等营养液直接输入静脉，而且穿刺管放置较深，可以保留较长时间，不易脱出，不易发生静脉炎症，患者活动也很方便，有利于治疗。

2. 由于此项操作为有创操作，需要求患者或家属签字，术前要进行必要的谈话（由医生完成）。操作要在无菌条件下进行，体虚或年老者需护士陪同至无菌换药室内进行。

3. 帮助患者脱去上衣及内衣，根据穿刺要求摆放合适的体位，向患者简单介绍在穿刺过程中可能会有的感觉，如注射局麻药处有酸胀感，或置管过程中有一过性心律不齐等，减少患者的紧张情绪，以利于穿刺中的配合。在置管过程中注意观察患者的生命体征和病情变化。

4. 患者置管后应注意不要进行剧烈运动，防止管道脱出，最好穿开身上衣，更换衣服时防止导管脱出。穿刺部位用 3M 透明敷料固定，敷料定期更换，平时注意保持周围皮肤的清洁干燥。穿刺点处的皮肤如有红、肿、痒等不适感，请患者及时与医护人员联系，给予妥善处理。此外，护士在每天输液时也要随时观察局部皮肤情况。

5. 穿刺结束后对患者的配合要表示感谢。

五、经外周中心静脉置管（PICC）告知流程

1. 首先由护理人员告知患者及家属　经外周中心静脉置管（PICC）是反复静脉输注刺激性药物（化疗）、静脉高营养、需要长期输液时采用的深静脉给药的方法。由于留置的管腔与组织相容性较好，可较长时间保留，而且管腔在血管内放置较深，因此不易脱出，活动较方便，能保证输液安全及有效治疗。

2. 由于经外周静脉置入的中心静脉导管属于有创操作，术前应向患者及家属讲明置管的目的及可能出现的并发症，如导管脱出、导管堵塞、静脉炎、静脉血栓形成等。因此，操作前要与患者及家属签订知情同意书。

3. 护士向患者简单讲解操作过程及操作时患者要注意的事项与配合。穿刺时嘱患者放松勿紧张，以利于穿刺成功。

4. 穿刺后向患者及家属说明导管维护的重要性及方法。输液肢体不要受压，不要提重物，不要剧烈活动，防止导管被牵拉脱出，更衣时注意不要将导管钩出或拔出。穿衣时先穿患侧衣袖，再穿健侧衣袖。脱衣时先脱健侧衣袖，后脱患侧衣袖。

5. 患者要注意保持穿刺部位的清洁、干燥，护士会定期为患者更换穿刺部位的敷料，如不慎有水渗入，请告知护士及时更换敷料。

6. 穿刺部位出现疼痛、肿胀的情况均属异常现象，应及时向护士反映，护士根据具体情况采取有效的护理措施。每天输液完毕后护士会做封管处理，以保证输液管腔的通畅。

7. 穿刺结束后对患者及家属的配合表示感谢。

六、应用静脉套管针输液告知流程

1. 首先由护理人员告知患者及家属　静脉套管针的套管比较柔软，因此不易损伤血管，还可保证输液安全。

2. 静脉套管针可保留 3~4 天，从而减少患者每天进行静脉穿刺的痛苦，并能使患者在输液过程中活动更为方便和舒适。

3. 在输液过程中，如穿刺部位疼痛、肿胀均属异常现象，应及时向护士反映，护士根据具体情况采取有效的护理措施或更换穿刺部位。

4. 每天输液完毕后护士会给患者做封管处理，以保留到第二天继续静脉输液。

5. 护士做封管处理后患者可以自由活动，但穿刺的部位用力不要过猛，以免引起大量回血，而影响第二天的输液。正常情况下静脉套管针内可能会

有回血情况，这不会影响患者健康和第二天继续输液。

6. 如果套管针内回血量较多请及时告诉护士，护士会根据情况采取相应的措施。

7. 护士会为患者将穿刺部位用 3M 透明敷料妥善固定，可以随时观察到穿刺部位有无红肿现象，同时护士会定期为患者更换穿刺部位的敷料。患者应注意保持穿刺部位的清洁、干燥。

8. 穿刺结束对患者的配合要表示感谢。

七、输血告知流程

1. 由护理人员告知患者及家属　输血是将血液及血液制品直接滴入静脉以补充血容量、升高血压，由此治疗失血引起的失血性休克及纠正贫血。输入血液制品可以供给各种凝血因子及白蛋白，有助于止血及纠正低蛋白血症。

2. 因为输血前要进行血型鉴定及交叉配血，故要抽取静脉血标本，请患者配合。

3. 在输血过程中，如穿刺部位疼痛、肿胀、血液不滴等均属异常现象，应及时向护士反映，护士要根据具体情况采取有效的措施，请患者不要紧张。

4. 因血液制品较普通液体黏稠，故输血及输血液制品时要使用较粗的针头，可能会造成患者疼痛，请患者在穿刺时不要活动，以免穿破血管造成穿刺失败和患者皮下血肿。

5. 输血过程中请患者不要过度活动被穿刺的肢体，以免针头刺破血管，造成皮下血肿。

6. 护士在患者输血过程中会随时巡视病房，并协助患者做好生活护理，请患者放心。

7. 输血完成后对患者及家属的合作表示感谢。

八、动脉穿刺（血气）告知流程

1. 首先护理人员要告知患者或家属　为了疾病能够得到尽快诊治，需要做血气分析检查，护士要抽出 1~1.5ml 的动脉血进行化验。

2. 因为动脉部位较深，需要触摸到动脉搏动后才能进行穿刺，操作中会有一些疼痛，请患者进针时不要活动，以免损伤血管。

3. 操作中护士会观察患者病情，当患者出现不适时请即刻告诉护士，护士会根据患者情况进行处理。

4. 动脉穿刺后告知患者或家属，穿刺部位按压 10~15 分钟以上，按压时稍用力，以免注射局部出血或发生血肿。

5. 穿刺部位禁止热敷，患者当天尽量不要洗澡，局部不要沾水，以免引起感染。

6. 穿刺部位同侧肢体避免提重物或受累，以免引起局部肿胀、疼痛，影响恢复。

7. 如穿刺部位出现血肿、肿胀、肢体麻木、疼痛等症状并逐渐加重时要及时通知护士，护士会配合医生进行处理。

8. 感谢患者、家属的合作。

九、口服给药告知流程

1. 首先由护理人员告知患者及家属　口服给药是最常用、最方便、又比较安全的给药方法，但吸收较慢。

2. 不同的药物服用时间不同，请患者予以配合。

3. 护士会按照药物的性能，告知患者服药中的注意事项：

（1）服用酸类、铁剂时为避免与牙齿接触，可用吸管或饮水管吸入药物，并且服药后要漱口。服用铁剂时不要饮用茶水，因为茶叶中的鞣酸会妨碍铁剂的吸收。

（2）服用止咳糖浆后不要饮水，以免冲淡药物，降低药效。同时服用多种药物时应先服用其他药物，最后再服用止咳糖浆。

（3）服用磺胺类药和退热药物时应多饮水，以增加药物疗效，降低药物的不良反应。

（4）对胃黏膜有刺激性的药物应在饭后服用，以使药物和食物均匀混合，减少药物对胃黏膜的刺激。

4. 服药后患者如有不适，请及时与医护人员联系。

5. 对患者及家属的配合表示感谢。

十、使用降压药物告知流程

1. 由护理人员向患者讲解使用降压药物的目的及作用。

2. 向患者讲解降压药物的名称、用法、剂量。

3. 告知患者在使用降压药过程中注意休息，避免突然剧烈变换体位使血压波动过大，引起晕倒或其他意外。

4. 保持情绪稳定，防止因情绪波动出现意外。

5. 告知患者在用药过程中护士会定期监测血压，根据血压情况调整输液速度及用药剂量，患者和家属不可随意调节。

6. 结束后对患者的配合表示感谢。

十一、使用升压药物告知流程

1. 首先由护理人员向患者讲解使用升压药物的目的及作用。

2. 向患者讲解使用升压药的名称、剂量、浓度及用法。

3. 告知患者在使用升压药过程中护士会定时监测血压，根据血压情况调整给药速度，使血压维持在正常范围内，不要自行调整输液速度。如有不适，请及时通知护士。

4. 注射部位如出现疼痛、肿胀等不适应及时通知护士，防止药液外渗。

5. 告知患者注意观察尿液的变化。

6. 告知患者停药的指征。

7. 对患者及家属的配合表示感谢。

十二、使用洋地黄类药物告知流程

1. 首先由护理人员向患者讲解使用洋地黄类药物的目的及作用。

2. 向患者讲解该药物的用法及剂量。

3. 告知患者在使用过程中若出现胸闷、心悸、视觉异常等不适，可视为药物不良反应，应及时通知护士。

4. 测患者的心率和心律，查看患者近期生化、心电图检查结果，若心率成人小于 60 次/分、儿童小于 80 次/分时应停用。

5. 定期检测心率、心电图变化及心功能改善情况，及时停药。

6. 告诉患者本类药物的安全范围狭窄，很小的剂量差别可能带来严重后果，因此必须严格按医嘱定时定量用药。

7. 结束后对患者的配合表示感谢。

十三、皮内注射告知流程

1. 由护理人员告知患者及家属　皮内注射是将药物注射于表皮与真皮之间以达到药物过敏试验、预防接种等目的的治疗方法。

2. 皮内注射的部位为前臂掌侧下段，因为此处皮肤薄，易于观察。但此处较敏感，患者可能会感觉疼痛，请患者配合。

3. 因为注射时进入皮肤的针头很浅，请患者在感觉疼痛时不要活动肢体，以免针头脱出皮肤，重新穿刺造成不必要的痛苦。

4. 拔针后请不要按揉、抓挠注射部位，防止局部皮肤发红，影响观察效果。

5. 与患者核对时间，嘱其休息，勿离开病室或等候在注射室外。如患者在观察期间出现任何不适，请立即告知护士。

6. 当遇到假阳性时护士会根据情况处理，如需要做对照试验时请患者配合。

7. 操作结束后对患者及家属的配合表示感谢。

十四、皮下注射告知流程

1. 首先由护士告知患者及家属　皮下注射是将药物注射到皮下组织中以达到治疗疾病目的的一种方法。

2. 一般常用的注射部位为上臂、腹部、大腿外侧。

3. 注射时患者不要紧张，姿势自然，肌肉放松，使药液顺利进入皮下组织，以利药物吸收。

4. 护士会协助患者摆放正确体位，请患者配合。

5. 进针和推药时会有一些疼痛，请患者不要活动肢体，以免发生意外。

6. 如果注射的药物为胰岛素时，一定要等饭送到后再进行注射，注射后15分钟开始进食，以免因饭未送到或注射时间过长未进食而造成患者低血糖反应。

7. 患者注射后如有不适反应请及时与医护人员联系。

8. 注射结束后对患者的配合表示感谢。

十五、肌内注射告知流程

1. 首先由护理人员告知患者及家属　肌内注射是将药液注入肌肉组织内以达到治疗疾病目的的方法。

2. 肌内注射一般选择臀大肌和上臂三角肌。

3. 注射时嘱患者不要紧张，姿势自然，以便肌肉放松，使药液顺利进入肌肉组织，以利于药物吸收。

4. 护士会协助患者摆放合适体位，请患者配合。暴露过多时护士会酌情遮挡患者。

5. 进针和推药时会有一些疼痛，请患者不要因为疼痛而扭动肢体，以免意外发生。

6. 拔针后按压针眼片刻即可穿衣，自由活动。

7. 注射后如有不适反应，应及时与医护人员联系。

8. 注射结束后对患者的配合表示感谢。

十六、胃肠减压告知流程

1. 首先由护理人员告知患者或家属胃肠减压的目的　利用吸引的原理，

帮助患者将积聚于胃肠道内的气体和液体排出，从而降低胃肠道内的压力及张力，有利于炎症局限，以促进患者胃肠蠕动功能尽快恢复。

（1）胃肠穿孔时进行胃肠减压的目的：减少消化液继续外渗，从而减轻疼痛，防止病情加剧。

（2）胃肠手术前进行胃肠减压的目的：防止患者在手术中由于麻醉影响而产生的呕吐、窒息，便于术中操作，增加手术安全性。

（3）机械性肠梗阻进行胃肠减压的目的：可缓解或解除腹部胀痛及呕吐等症状，减轻肠麻痹引起的腹胀。

（4）胃肠手术后进行胃肠减压的目的：减轻缝线张力和切口疼痛，利于腹部伤口愈合，减轻胃肠道内的压力，促进胃肠功能尽快恢复，防止腹胀。

2. 留置胃肠减压时护士会将引流管固定好，告知患者要防止翻身或活动时不慎造成的管道扭曲、堵塞，护理人员要指导或协助患者下床活动，正确打开连接部位，夹闭胃管。患者不可自行调节负压，压力过大或过小都会影响治疗效果。

3. 留置胃管期间患者要遵医嘱禁食，口干时可用清水或温盐水漱口，护士每日晨晚给患者进行口腔护理；如有腹胀明显、呕吐等不适要及时通知护理人员进行处理。

4. 胃肠减压留置时间应根据病情决定，如肛门排气、腹胀消失、肠鸣音恢复，要及时通知医护人员，不可自行拔除胃管。

5. 拔除胃管后嘱患者用清水漱口，按照医护人员的指导逐渐恢复饮食。

6. 操作结束后感谢患者、家属的配合。

十七、给患者备皮时的告知流程

1. 首先由护理人员告知患者或家属，备皮的目的是为了防止在手术时毛发上的细菌进入伤口而引发感染。

2. 护士会根据手术切口的情况向患者说明备皮的范围，对于患者隐私的部位护士会注意遮挡。

3. 患者备皮时如有不适可随时告诉护士。

4. 备皮时告诉患者不要紧张，以免引起肌肉痉挛而造成备皮时刮破皮肤。

5. 备皮后能自理的患者嘱其洗澡，更换干净的病号服，剪短指甲，不能自理者护士会协助患者清洁、更衣。嘱其注意保暖，防止感冒。

6. 感谢患者、家属的配合。

十八、吸氧告知流程

1. 首先由护理人员告知患者或家属 氧气吸入是辅助人体维持组织正常氧合及基本新陈代谢需要而实施的治疗措施。

2. 机体患病时很多因素可增加氧的消耗，如高热可使机体代谢增加，同时有氧供给或耗氧量增加。如果机体内氧储备过低可危及生命。

3. 吸氧不妨碍患者的进食，使用方便。

4. 吸氧前护士会为患者清洁鼻腔，当患者有鼻塞症状时请告知护士。

5. 告诉患者不要自行调节或开关氧流量表，以免拧错方向导致氧气流量过大冲入呼吸道而损伤肺组织。

6. 吸氧时如出现恶心、咳嗽等不适症状，应立即通知护士。

7. 感谢患者、家属的合作。

十九、吸痰告知流程

1. 护理人员吸痰前向患者及家属做好解释工作，说明吸痰的必要性、过程及注意事项，询问有无义齿、口鼻腔有无问题，并对患者进行评估。检查口鼻腔情况，听诊双肺呼吸音，观察血氧饱和度，还要对患者身心状况进行评估，如神志状态、心理活动状态、合作程度等。

2. 吸痰前要加大吸氧流量以防缺氧，吸痰后血氧饱和度平稳后氧流量减至正常。

3. 在操作中对清醒患者交待吸痰过程中的注意事项，并结合实际情况进行讲解，使之配合吸痰。气管切开者吸痰先湿化，再吸痰，再湿化。

4. 在操作中要关爱、安慰鼓励患者，动作要轻柔，边操作边与患者进行沟通，使患者减轻痛苦。

5. 告知患者家属，吸痰过程中可能会出现一系列并发症，如缺氧、窒息，吸痰过频可引起支气管痉挛、心律失常、气道损伤、颅内压升高、血流动力学改变、感染等。

6. 操作后关心体贴患者，进行效果评价。

二十、指尖血糖监测告知流程

1. 首先由护理人员告知患者及家属 指尖血糖测定是简便、快速、易于操作的监测患者血糖的方法。

2. 监测方法需要采集末梢血（指尖针刺采血），会感觉稍有疼痛，请患者配合。

3. 每次测试不同患者均需要更换一次性采血针，请患者放心。

4. 针刺后需采集一滴血置于试纸上，片刻后观察结果（空腹时血糖正常值 $3.9 \sim 5.6 mmol/L$）。

5. 取血完成后请患者用无菌棉球按压穿刺部位数分钟。

6. 血糖监测有随机监测，餐前、餐后、睡前等多种监测要求，请患者配合。

7. 操作完毕后感谢患者及家属的配合。

二十一、超声雾化吸入告知流程

1. 首先由护理人员告知患者　超声雾化吸入的原理是利用超声雾化器发出的超声波能，把药液变成细小的气雾，随吸气进入呼吸道，以达到治疗目的。

2. 超声雾化吸入的目的　湿化气道、稀释痰液、减轻气道痉挛、减轻气道黏膜水肿、减轻气道炎症。

3. 请患者将管道含嘴含于口中，嘴唇包严，用口深吸气，以使雾滴进入呼吸道深部，然后用鼻腔呼气。

4. 治疗时间一般为 $15 \sim 20$ 分钟，在治疗过程中如有痰应及时咳出。

5. 管道含嘴用后冲洗消毒，以备该患者下次再用。

6. 嘱患者在治疗过程中如有不适表现，如头晕、胸闷、憋气、心悸及喘憋加重，应及时通知护士，护士会根据医嘱调节治疗药物或停止使用。

7. 感谢患者、家属的合作。

二十二、应用鼻饲管告知流程

1. 首先护理人员应向患者和家属介绍应用鼻饲管的原因及必要性，患者目前不能由口进食物、水和药物。为保证患者能摄入足够的热量与蛋白质及治疗中所需要服用的药物而避免引起其他的并发症，决定采取胃管灌注法。

2. 插管过程中，当胃管通过咽部时（ $14 \sim 16 cm$ ），患者可能出现恶心，嘱患者做吞咽动作。

3. 每次灌注前应确定胃管是否置于正确位置。

4. 鼻饲者需要用药时应先将药物溶解后再行灌注；每次鼻饲量不超过 200ml，间隔时间不少于 2 小时，温度为 $38 \sim 40℃$ 。

5. 患者对鼻饲有一定适应过程，开始时膳食宜少量、清淡，中午食量稍高于早晚。

6. 灌注的食物过冷、过热均可引起腹泻或其他胃肠疾患。

7. 每次灌注时应注意食物、餐具和灌注时的卫生。膳食应新鲜配制，注意膳食的调节。

8. 鼻饲膳食的准备。膳食的种类有混合奶（含牛奶、鸡蛋、糖、油和盐等），可补充动物蛋白、脂肪和维生素。

9. 躁动患者要给予一定的保护性约束，防止其将胃管拔出。

10. 每次鼻饲后用 10～20ml 的温水冲洗鼻饲管腔。

11. 感谢患者、家属的配合。

二十三、应用三腔二囊管告知流程

1. 医生告知患者或家属三腔二囊管主要是用于食管－胃底静脉曲张破裂出血，它是利用膨胀的气囊压迫出血部位而达到止血的目的。

2. 操作前医生向家属交待病情，明确用三腔二囊管的必要性，以取得家属的理解和患者配合，同时还应向家属交待因个人健康状况、个体差异及某些不可预测的因素，在下三腔二囊管的过程中也有可能出现下列情况：

（1）鼻咽部损伤。

（2）止血效果不理想，甚至无效。

（3）气囊破裂。

（4）刺激咽喉胃肠后出现呕吐、窒息。

（5）刺激咽喉引起心脑血管意外，如心脏骤停等。

3. 医生和护士在操作过程中一定要按医疗操作程序，仔细观察和正规操作，最大限度的避免上述并发症的发生。一旦发生上述并发症，立即采取相应措施。

4. 操作时嘱患者如有呕血，应将头偏向一侧，尽量将口中血液吐出，防止发生窒息。

5. 当三腔二囊管下至咽喉处时嘱患者做吞咽动作，操作者会配合其吞咽动作，顺利完成操作。

6. 三腔二囊管放置后应保持一定压力，用 0.5kg 重物挂在床尾牵引三腔二囊管起到压迫止血作用。护士根据医嘱定时放气，预防食管、胃底黏膜糜烂。

7. 操作完毕后感谢患者、家属的配合。

二十四、应用导尿术告知流程

1. 首先由护理人员告知患者或家属　通过导尿能及时、有效的缓解尿潴留症状，减轻痛苦，导尿术是比较安全的，在导尿过程中会有一点不适，但会很快消失，从而取得患者的合作。

2. 根据病情需要告知患者及家属导尿的目的

（1）尿潴留、术前导尿的目的：排空膀胱，避免手术中误伤。

（2）尿失禁或会阴部损伤导尿的目的：可以保持局部清洁干燥，感觉舒适。

（3）做尿细菌培养导尿的目的：可直接从膀胱导出不受污染的尿标本，以保证细菌培养的准确性。

（4）测量膀胱容量时导尿的目的：检查残余尿容量，鉴别无尿及尿潴留。

（5）在抢救休克和危重患者时导尿的目的：准确记录尿量、尿比重，以观察休克是否纠正和肾功能的状况。

（6）做某些泌尿系统疾病手术后导尿的目的：促使膀胱功能的恢复及切口的愈合。

3. 导尿后如需保留尿管时护士会根据医嘱定期开放尿管，并应告知患者活动时导尿管不要扭曲，护士会经常观察尿管情况。患者下床活动时尿袋的高度不高过膀胱，以免尿液逆流，引起感染。

4. 操作完毕后感谢患者、家属的配合。

二十五、应用灌肠术告知流程

1. 首先由护理人员告知患者或家属灌肠的意义　通过向大肠内灌入大量液体以协助患者排便排气的方法。有时也借以灌入药物。

2. 向患者介绍灌肠药物的名称、剂量、作用及常见不良反应。

3. 护士要为家属和患者介绍灌肠体位，并协助患者摆放体位。

4. 灌肠前向患者及家属介绍灌肠的程序，插管时及灌入液体过程中患者如有便意，请做深呼吸，以减轻腹压和便意感。护士也会降低灌肠袋的高度，减慢灌肠液流入速度，帮助患者减轻不适感，请患者不要过于紧张。如有腹痛、腹胀及其他不适应立即告诉护士，以便做相应的处理。

5. 外科灌肠多用于胃、肠手术前患者清洁肠道，避免术中污染术野，利于术后肠道吻合口愈合。

6. 肠梗阻保守治疗患者灌肠可刺激肠蠕动，促进通气。

7. 灌肠前可让患者及家属准备好卫生纸，并注意为患者保暖。

8. 身体虚弱者或老年患者要有家属陪同，并准备好便盆，注意安全，防止坠床或跌倒。

9. 灌肠后护士根据灌肠目的向患者交待注意事项　清洁灌肠的患者，要嘱患者忍耐 10 分钟后再排便，以利粪便软化；降温灌肠时，要保留 30 分钟再排便，排便后 30 分钟测体温；保留灌肠后指导患者卧床休息，不要走动，并按膝胸卧位→左侧卧位→右侧卧位→平卧位，不断变换体位，然后臀部垫高 10cm，使药物保留 1 小时以上，以利于药液被肠道充分吸收，增强疗效。

10. 操作中及结束后，护士应注意观察患者面色、呼吸等生命体征有无异常，有无腹痛或其他特殊不适，嘱患者和家属注意安全、保暖。患者排便后开窗通风。

11. 操作完毕后感谢患者、家属的配合。

二十六、应用床边监护仪告知流程

1. 护理人员首先告知患者及家属床边监护仪的目的　为了动态观察心肌活动及心率、心律变化，及时发现和识别心律失常，为治疗用药提供依据。还可以观察起搏器的功能，以解除患者的顾虑。

2. 护士向患者简单讲解床边监护的操作方法、程序及注意事项，请患者绝对卧床休息，停止使用手机，避免摔打、碰撞发射盒，保证信号良好。

3. 患者使用床边监护后可能会出现报警，常见的原因有心律失常、电极脱落、导电糊干涸、交流电干扰等因素。

4. 床边监护过程中护士会定期巡视，如出现心律失常要及时报告医生。

5. 患者及家属不能随意调节床边监护，不要扯拉电极线和导联线。

6. 护士应协助患者的生活护理，特别是要做好连续使用床边监护患者的皮肤护理。

7. 感谢患者、家属的合作。

二十七、应用保护性约束告知流程

1. 首先由护理人员告知家属使用保护性约束具的目的是防止患者发生坠床、撞伤及抓伤等意外，以确保治疗、护理顺利进行。

2. 护士会对不能配合的患者，如拔管、抓伤口，给予手脚约束。使用约束带时垫棉垫，保护皮肤，护士在操作过程中会注意约束带的松紧度。

3. 对于四肢躁动较剧烈、打人、蹬踹、双腿跨越床档者，护士会给予四肢约束，用特制约束带束缚肩部、上肢、膝部，同样内衬棉垫，以保护患者皮肤不受到损伤。

4. 在使用约束期间，护士会按时观察约束部位的皮肤颜色，必要时护士会进行局部按摩，以促进血液循环。

5. 在使用约束期间，护士会将肢体处于功能位，并保证患者安全和舒适。

6. 操作完毕后护士应感谢家属的配合。

二十八、应用无创呼吸机告知流程

首先护理人员告知患者及家属采用无创呼吸机治疗的目的是：帮助患者改善呼吸功能，增加有效呼吸，提高血氧饱和度，从而减轻喘憋、胸闷、呼吸困难等症状。

1. 向患者及家属说明无创呼吸机不会给患者带来损伤，向其讲解配戴面罩时的要领：

（1）防止鼻两侧漏气，适当加棉垫保护皮肤，以免压伤，调节面罩头带的松紧度。

（2）面罩一侧小孔接通氧气，此时氧流量应调节至 $6\sim7L/min$ 为宜。

（3）佩戴时患者应闭合双唇，随机器吸气、呼气。

（4）湿化瓶内水位低于警戒线时护士应及时添加湿化瓶用水。

（5）使用 CPAP 治疗不仅可有效改善通气功能，还有利于气道的湿化，促进排痰。护士应鼓励患者主动咳嗽、咳痰，必要时辅助吸痰。

2. 操作前，护士应仔细检查机器，连接好各条管道，按操作规程调节好呼气、吸气时的压力值。检查完毕，确保无误后方可给患者配戴使用。

3. 停止使用时应先摘掉面罩，再按操作中关机程序关闭机器，嘱患者及家属出现不适应立即告知护士，不可自行随意调节机器。

4. 操作结束后对患者及家属的配合表示感谢。

二十九、应用电冰毯告知流程

1. 护理人员首先告知患者和家属　应用电冰毯是降低患者体温、降低脑代谢、改善脑缺氧的一种物理降温方法。护士根据医嘱将给患者使用电冰毯进行物理降温。

2. 护士向患者及家属讲解应用电冰毯降温的目的及注意事项，以取得家属的理解和配合。

3. 护士向患者及家属简单讲解电冰毯的工作原理，采用电脑控温、水电隔离、磁力冰水循环降温，使用安全、降温效果好。

4. 在使用电冰毯的过程中如果肛温达到设定温度，则机器会自动语音提示；如果出现报警，常见原因有肛表脱出、机器内缺水、毯面温度与肛温不符，护士应立即查找原因，检查各管道连接情况，检查水位线及时加水，确保正常运行。

5. 在使用过程中护士会定时巡视，观察受压皮肤的情况，协助按时翻身、拍背，防止压疮和冻疮。

6. 操作结束后对患者及家属的配合表示感谢。

三十、应用骨创治疗仪告知流程

1. 护理人员首先告知患者和家属　为了促进患者创伤部位伤口及骨折的早日愈合，根据医嘱将给患者应用骨创治疗仪治疗。

2. 护士向患者讲解骨创治疗仪的作用及工作原理　根据通电方向的不同产生不同的磁场，促进身体内钙离子的运动，减轻组织肿胀，促进伤口及骨折的愈合。

3. 护士向患者说明每次需要的时间为 30 分钟，疗程为 10~14 天。

4. 详细了解患者的病情及病史，采用不同的工作模式，交待注意事项。

5. 操作结束后对患者及家属的配合表示感谢。

三十一、应用 CPM 机告知流程

1. 护理人员首先告知患者和家属　为了促进患者患肢膝关节活动度的增加，促进膝关节的早日康复，根据医嘱将给患者应用 CPM 机进行辅助功能锻炼。

2. 护士向患者介绍 CPM 机的作用　利用电机所产生的力量带动肢体的伸屈活动，防止膝关节韧带因手术、创伤发生粘连，增加下肢肌力，促进膝关节康复，告知患者主动锻炼与被动锻炼相结合的重要性。

3. 护士向患者说明每次需要的时间为 0.5~1 小时。

4. 根据患者膝关节的活动情况制订相应的训练计划，循序渐进，使患者逐渐适应，切勿一次就将度数加的太大，导致患者疼痛，放弃治疗。

5. 做好患者的心理护理，鼓励患者，增加患者康复自信心。

6. 操作结束后对患者及家属的配合表示感谢。

三十二、应用 LVP 治疗仪告知流程

1. 护理人员首先告知患者和家属　为了促进患者患肢的血液循环，预防下肢静脉血栓等并发症，根据医嘱将给患者应用 LVP 治疗仪治疗。

2. 护士向患者讲解 LVP 治疗仪的作用是借助冲气气囊产生的压力，对患肢的血管、肌肉进行挤压，促进患肢的血液循环，使血流增快，从而达到消肿及预防静脉血栓的目的。

3. 护士向患者说明每次需要的时间为半小时，疗程为 10~14 天。

4. 详细了解患者的病情及病史，采用不同的工作模式，刀口部位适量减少压力，协助患者取舒适合理体位。

5. 嘱患者取下首饰、手表等物品，以免发生干扰。使用过程中不可随意搬动机器和随意调节参数，不要卷曲、折弯进气管。使用中如有不适请告诉护士，以做及时处理。高热、醉酒、极度疲劳者不可应用。

6. 感谢患者、家属的合作。

三十三、光照疗法告知流程

1. 首先告知患儿家长　因病情需要，护士根据医嘱为患儿进行光照疗法（以下简称光疗）。

2. 给患儿家长简单讲解光疗退黄的原理　血液中的间接胆红素经蓝光照射氧化分解为水溶性胆红素，随胆汁和尿液排出体外，是治疗高胆红素血症的一种安全方法。

3. 向家长介绍光疗前患儿的准备及目的　给患儿清洁皮肤，禁忌在皮肤上涂粉和油类，剪短指甲，用光疗灯者需全身裸露，用眼罩遮盖患儿双眼，并用黑色尿布遮盖会阴部，以免影响疗效及光线损伤视网膜和生殖器。

4. 光疗开始后告知家长照射时间及注意事项　用光疗灯治疗时每 2 小时变换卧位一次，可仰卧、侧卧、俯卧交替更换，护理患儿时戴墨镜，使用光毯时注意光毯有无移位。

5. 光疗过程中患儿易出现轻度腹泻、排深绿色稀便、烦躁、小便深黄色、一过性皮疹等表现，可随病情好转而消失，护士会经常巡视，如有异常会及时与医生联系进行处理。

6. 光疗过程中家长不要随意调节箱温，以免影响患儿体温。

7. 操作结束后对家属的配合表示感谢。

三十四、硬膜外麻醉穿刺告知流程

1. 核对患者的姓名、性别、年龄、住院号、手术名称、手术部位，询问患者的药物过敏史，调节室温，保持适宜的温度。

2. 首先告知患者在进行硬膜外麻醉前要先建立静脉通路，取得患者配合，保持输液通畅。

3. 向患者介绍麻醉医师的医疗水平，使患者解除不必要的担心。

4. 向患者简要介绍硬膜外穿刺的步骤，以及需要配合的注意事项，穿刺中如有不适，请及时向医护人员汇报。

5. 协助取侧卧位，并使躯体及下肢向前弯曲，使腰椎后凸。

6. 巡回护士给患者适当的遮盖，并将一手放在患者的颈后，一手扶住患者腿部，给患者安全感。

7. 穿刺开始后注意观察患者的神志、面色、血压、脉搏、呼吸及血氧饱和度的变化。

8. 在进行硬膜外腔置管时告诉患者在其配合下穿刺已成功，现在正在置管，请不要动。

9. 穿刺完毕后协助患者取适当的手术体位，感谢患者的合作。

三十五、实施血液净化告知流程

1. 首先向患者讲解血液净化的目的，通过体外循环清除体内相关毒素及多余水分，从而稳定人体内环境，达到改善或治愈疾病的目的。

2. 简单介绍血液净化原理　如血液透析是血液与透析液中的水、电解质和中小分子物质可通过分隔该两种液体的半透膜，进行弥散和渗透，达到动态平衡，完成清除体内代谢废产物、纠正水、电解质和酸碱失衡的治疗目的。

3. 血管通路方式的选择（由主管医生根据患者具体病情选择）

（1）临时性血管通路的建立：股静脉穿刺留置导管术、颈内静脉置管术、锁骨下静脉置管术。

（2）动静脉内瘘。

（3）血管移植。

4. 向患者说明血液净化的并发症及预防措施。

5. 告知患者及家属操作流程　透析前排空大小便，称体重；透析中患者应保持平卧位，心情放松，尽量避免不当活动，或在护士指导下适当活动，以免牵拉血透通路发生意外，护士会观察巡视患者，如有不适，请及时告知医护人员；透析结束后穿刺患者在护士指导下注意压迫止血，称量体重。

6. 为保证透析室环境清洁，防止感染，治疗过程中不留陪护，重症患者可留一名陪护人员。

7. 治疗过程中患者及家属不可随意触摸机器部件及管路以免发生意外。

8. 感谢患者、家属的合作。

三十六、外科手术前告知流程

1. 首先向患者讲解手术及麻醉的相关知识，解除思想顾虑，树立战胜疾病的信心。

2. 告知患者术前三日练习卧床排便，预防术后因排便习惯的改变而导致尿潴留和便秘。

3. 指导患者深呼吸，学会有效的咳嗽、咳痰的方法，有助于术后保持呼吸道的通畅。

4. 需要特殊准备时应告知相关事项。

5. 注意个人卫生，保持皮肤清洁，修剪指甲、沐浴、更衣。

6. 患者术前晚如有失眠，可用少量镇静剂，保证休息。

7. 告知患者术前 12 小时禁食、4 小时禁饮，以防止术中呕吐、窒息。

8. 告知患者术前应取下义齿，饰物等贵重物品交家属保管。

9. 告知患者术前 30 分钟肌内注射药物的名称及作用。

10. 对患者及家属的配合表示感谢。

三十七、外科手术后告知流程

1. 根据麻醉方式，告知患者配合采取合适的卧位。

2. 保持各导管通畅，防止扭曲、受压和脱出，注意引流液的颜色、性质和量。

3. 术后伤口疼痛，指导其分散注意力，必要时给予镇痛剂。

4. 根据医嘱告知患者饮食种类及禁忌食物，鼓励进食，促进术后机体恢复。

5. 鼓励患者咳嗽、咳痰，预防肺部并发症，咳嗽时应按压伤口或引流管口，减轻疼痛。

6. 术后 1~2 天，切口会有疼痛、肿胀等不适，逐渐能缓解，疼痛较重时及时告知医护人员。

7. 术后 1~3 天，体温会略有升高，一般不超过 38℃，为术后吸收热，可多饮水。

8. 告知患者术后一般会应用抗生素等药物，介绍药物作用及不良反应。

9. 保持环境清洁，减少陪护、防止交叉感染。

10. 病情若允许，鼓励患者早下床活动促进下肢血液循环，防止下肢深静脉血栓形成。

11. 结束后对患者的配合表示感谢。

第六章　各种仪器的安全使用与流程

一、心电监护仪的安全使用与流程

使用目的	使用心电监护系统可以连续监测患者心率、心律、血压、呼吸以及血流动力学等，当发生严重变化时自动发出警报，使医护人员及时发现，采取措施处理，以提高患者治愈率，也可协助诊断。常用于心律失常、危重患者以及手术中、手术后监护
使用方法与流程	1. 清醒患者应向其解释使用监护仪的目的及注意事项，以取得合作 2. 检查、确认监护仪所要求的电压范围，接好地线、电源线、监护导联线，打开电源开关，检查心电监护仪性能 3. 清洁粘贴电极片的部位，安放电极片，右上：右锁骨中点外下方；左上：左锁骨中点外下方；左下：左腋前线第6肋间或左腋中线第5肋间 4. 选择合适肢体，捆好血压袖带 5. 根据情况，选择适当的导联、振幅，设置报警上、下限以及自动测量血压时间 6. 遵医嘱做好监护记录
注意事项	1. 监护仪报警音量根据科室的具体情况设置，使护理人员能够听到报警声，但又不影响其他患者 2. 报警音出现护理人员必须进行处理，先按"静音/消除"键，使其静音，通知医生进行处理。如果病情需要重新调整报警界限，根据情况做相应处理 3. 胸部导联所描记的心电图，不能按常规心电图的标准去分析 ST-T 改变和 QRS 波的形态 4. 为便于在需要时除颤，电极片安放时必须留出除颤部位 5. 严密观察监护仪各指标，发现异常及时处理 6. 带有起搏器的患者要严密监护，区别正常心率与起搏心率，防止心搏停止后误把起搏心率按正常心率计数 7. 若出现严重电流干扰，可能因电极脱落、导线断裂或电极导电糊干涸而引起 8. 若出现严重肌电干扰，多因电极放置不当。电极不宜放在胸壁肌肉较多的部位以免发生干扰 9. 基线漂移常见于患者活动或电极固定不牢 10. 心电图振幅低，常因正负电极距离过近或两个电极放在心肌梗死部位的体表投影区 11. 交接班时查看上一班的主要报警信息，并注意观察该项体征变化情况 12. 检查患者指端受压情况，每4小时将指端 SPO_2 传感器更换到对侧

二、除颤器的安全使用与流程

使用目的	通过电除颤，纠正、治疗心律失常，以终止异位心律，恢复窦性心律
使用方法 与流程	1. 患者平卧于木板床上，呼吸心跳骤停后立即进行基础生命支持，并通过心电监护、心电图确定室颤/室扑 2. 去除患者身上的金属物品，同时解开患者上衣，暴露操作部位 3. 打开除颤器开关，选择"非同步"方式 4. 将电极板包以盐水纱布4~6层或涂导电糊分别置于胸骨右缘第二肋间及心尖部 5. 选择200J，完成充电，确定所有人离开病床后两电极板紧压除颤部位，同时放电；无效时，加至300J，再次非同步电击 6. 二次除颤不成功者应静脉注射利多卡因100mg后再电击；若为细颤波，则静脉注射肾上腺素0.5~1mg，同时给予胸外心脏按压、人工辅助呼吸，待细颤变为粗颤后再电击 7. 开胸患者采用体内电击，将包盐水纱布的体内电击板放在左、右心室两侧，充电到40~60J，行非同步电击 8. 观察心电波形恢复窦律后放回电极板，擦干备用，关机
注意事项	1. 除颤时去除患者身上所有金属物品。任何人不能接触患者及床沿，施术者不要接触盐水纱布或将导电糊涂在电极板以外的区域，以免遭电击 2. 尽量使电极板与皮肤接触良好，并用力按紧，在放电结束前不能松动，以利于除颤成功 3. 除颤时应保持呼吸道通畅，呼吸停止者应持续人工呼吸和胸外心脏按压，必须中断时，时间不应超过5秒 4. 胸外除颤需电能较高，可自150~200J开始，一次不成功可加大能量再次电击，或静脉注射肾上腺素，使细颤变成粗颤后再次电除颤，最大能量可用至360J 5. 胸内除颤时可自10~20J开始，若未成功每次增加10J，但不能超过60J 6. 除颤后，应将2个电极板上的导电糊擦净，防止其干涸后使电极板表面不平，影响下次使用，易造成患者皮肤灼伤

三、输液泵的安全使用与流程

使用目的	准确控制单位时间内静脉给药的速度和药量，使药物剂量精确、均匀、持续输入体内，避免输入药量波动过大而产生不良反应，从而提高输液治疗安全性和可靠性
使用方法与流程	1. 将输液泵通过托架（附件）牢固的安装在输液架（Ⅳ）杆上，并检查是否稳固 2. 接通 AC 220V 电源，如果使用机内电池，应在连续充电 10 小时以上方可使用 3. 按照输液操作规程，准备好输液瓶和指定的一次性输液器，将液体充满输液器，保证滴斗的滴口与液面有一半以上的空气，关闭调节夹 4. 将滴斗检测装置与泵连接好，并正确卡在滴斗的检测部位，此时滴斗必须处于垂直位置 5. 为了确保输液的准确度，建议使用指定的输液器。使用指定的输液器时液量补偿开关"标准"可拨到 ON 位置 6. 如选用其他输液器，输液管必须要柔软而且有弹性。在输液前应确定液量补偿开关的位置 7. 打开泵门按下管夹按钮，将钳口打开，然后将准备好的输液器软管部位嵌入"气泡检测"、"管径钳口"、"管夹"、"液管导向柱"位置，关上泵门，管夹、钳口会自动关闭。也可按管夹关闭按钮，将输液器管夹关闭，然后再关上泵门 8. 将输液器上的调节夹缓慢松开，打开后盖上的电源开关，泵通过自动检测后进入初始状态。此时容量计数显示"0000"ml，流量显示"1"ml/h 并闪烁，用量限制显示"50"ml 9. 按置数键设定流量值、再按"SELECT"置换键，用量显示"50"ml 数字闪烁，再通过置数键设定用量限制值，设定结束后输液准备就绪 10. 穿刺成功后按"启动/停止"按钮，开始输液，输液指示灯亮

注意事项	1. 使用前请仔细阅读说明书，并由经过培训的医护人员按照使用说明书操作此泵 2. 报警原因：管路有气泡或排空、管路堵塞、输液完成、开门报警、电压不足 3. 启动泵前检查管路安装是否合适，有无扭曲、接口松动及渗漏等情况 4. 泵启动后观察液滴状态并证实液体流动 5. 因为电磁干扰会导致工作异常，所以泵在使用时尽可能避免同时使用会产生干扰的电凝器和除颤器等装置。当需要同时使用时请注意： （1）泵和电凝器、除颤器等装置之间要有足够的距离 （2）泵和电凝器、除颤器等装置不能用同一电源插座供电 （3）密切监护泵的各项功能 6. 避免将泵控制的输液器与另外由手动流量调节器控制的输液管路（重力输入）连接，因为它会影响输液的准确度和报警功能 7. 当泵使用交流电源时，必须确认其所用的供电设备与地面充分连接 8. 如果泵出现故障，应及时联系维修 9. 一次性使用输液器应符合 GB8368《一次性输液器》的规定，并且具有医疗器械产品注册证 10. 泵配有滴斗检测装置，用于检测输液瓶内是否有液体。可根据情况选用，如不采用滴斗检测装置，应将其与连接插头一起取下，否则将连续出现"完成"与"阻塞"同时报警 11. 安装滴斗检测装置时必须注意，滴斗检测装置与输液瓶垂直，滴斗内液面应低于下腰线。如启动输液后，泵出现"完成"与"阻塞"同时报警。应检查滴斗装置是否安装正确 12. 如果在移动过程中使用输液泵，应避免输液瓶（滴斗监测装置）过度摇摆 13. 输液泵电池欠压报警时须进行充电。应连续充电 10 小时以上，可边使用边进行充电。流速在 50ml/h 以下可应急使用 3 小时以上 14. 开机自检，如显示屏显示"1111"，表示气泡检测系统故障，必须进行维修 15. 定期清洁、消毒泵及滴斗检测装置，用 70% 酒精纱布或其他软布擦拭泵外壳、面板等处的污垢，保持泵的清洁，严禁将泵置于任何液体中 16. 为保证电池的使用寿命，应用机内电池操作泵并检查其性能。如果正常充电后电池工作时间缩短，则需要更换新的电池。即使长期不使用电池，也至少每 3 个月进行一次电池充放电 17. 更换熔断器时应先切断交流电源

四、自动洗胃机的安全使用与流程

使用目的	1. 清除胃内毒物或刺激液，避免毒物的吸收 2. 为某些检查和手术做准备 3. 减轻胃黏膜水肿
使用方法 与流程	1. 将配好的洗胃液放入桶内。将三根胶管分别和机器的药管、胃管和污水管口连接，将药管另一端放入灌洗液桶内（管口须在液面下），污水管的另一端放入污物桶内，将洗胃管与机器的胃管连接，调节药物流速，备用 2. 核对患者床号、姓名等 3. 神志清醒者做好解释工作。服毒患者拒绝治疗时可给予必要的约束 4. 患者取坐位或半坐位，中毒较重者取左侧卧位；昏迷者去枕平卧位、头转向一侧；有活动义齿取下 5. 自口腔或鼻腔插入胃管 6. 证实胃管确实在胃内，胶布固定，接通电源。按"手吸"键，吸出胃内容物，再按"自动"键，机器即开始对胃进行自动冲洗，反复冲洗至吸出液体澄清为止。如果患者胃内食物较多，改为手动洗胃 7. 洗毕拔出胃管，记录灌洗液种类、液量及吸出液情况 8. 将瓶内两只过滤器刷洗干净，各保留半瓶清水，旋紧瓶盖，不得漏水 9. 将药管、胃管和污水管同时放入清水中，按"清洗"键，机器自动清洗各部管腔，待清理完毕将药管、胃管和污水管同时提出水面，当机器内的水完全排净后，按"停机"键关机 10. 将三条管道（药管、胃管、污水管）浸泡于1：200的"84"消毒液内半小时以上，清水冲洗晾干备用，胃管一次性使用
注意事项	1. 中毒物质不明时，应抽取胃内容物送检，洗胃溶液可暂用温开水或等渗盐水，待毒物性质明确后再采用对抗剂洗胃。急性中毒病例，患者能配合者应迅速采用"口服催吐法"，必要时进行洗胃，以减少毒物吸收 2. 在洗胃过程中密切观察患者生命体征及有无异常情况，如患者出现腹痛、流出血性液体或有虚脱表现，应立即停止操作，并通知医生进行处理。幽门梗阻患者洗胃宜在饭后4~6小时或空腹时进行，需记录胃内潴留量，以了解梗阻情况，供补液参考（潴留量=洗出量-灌洗量） 3. 每次灌入量不得超过500ml，注意记录灌注液名称、液量、吸出液的数量、颜色、气味等 4. 吞服强酸强碱类腐蚀性药物患者切忌洗胃，消化道溃疡、食管梗阻、食管静脉曲张、胃癌等一般不做洗胃，急性心肌梗死、重症心力衰竭、严重心律失常和极度衰竭者不宜洗胃，昏迷患者洗胃应谨慎 5. 使用自动洗胃机前应检查机器各管道衔接是否正确、紧密，运转是否正常。勿使水流至按键开关内，以免损坏机器，用毕要及时清洗，避免污物堵塞管道

五、超声雾化吸入器的安全使用与流程

使用目的	使药液直接作用于局部黏膜，用于消炎、祛痰、解除支气管痉挛，消除鼻、咽、喉部的充血、水肿状态等作用。适用于急慢性咽喉炎、扁桃体炎、急慢性呼吸道炎症、哮喘、某些咽喉部手术后及喉头水肿等
使用方法与流程	1. 检查雾化器部件完好 2. 水槽内放入蒸馏水 250ml，浸没罐底雾化膜。雾化罐内加入所需药液 20~50ml 3. 核对床号、姓名，向患者解释治疗目的及使用方法 4. 先开电源开关，再开雾化开关。此时药液呈雾状喷出 5. 调节雾量，定好时间（15~20 分钟） 6. 将面罩罩在患者口鼻部，嘱患者自然呼吸或深呼吸，将雾化的药液吸入 7. 治疗完毕先关雾化开关，后关电源开关
注意事项	1. 使用前检查机器设备是否完好 2. 保护水槽底部的晶体换能器和雾化罐底部的超声膜，以防损坏 3. 水槽和雾化罐内切忌加热水。使用中水温超过 60℃应停机换冷蒸馏水 4. 水槽内无足够的冷水及雾化罐内无液体的情况下不能开机 5. 水槽内的蒸馏水要适量，太少则气雾不足，太多则溢出容器，损坏仪器 6. 治疗鼻腔疾病患者用鼻呼吸，治疗咽、喉或下呼吸道疾病患者用口呼吸，气管切开者对准气管套管自然呼吸 7. 雾化吸入器如果连续使用时，中间应间歇 0.5 小时 8. 雾化吸入后不宜立即进食或漱口

六、吸痰器的安全使用与流程

使用目的	吸出呼吸道分泌物，保持呼吸道通畅，保证有效的通气
使用方法 与流程	1. 向清醒患者解释，以取得合作 2. 连接吸引器，调节吸引器至适宜负压 3. 患者头转向操作者，昏迷者可使用压舌板等 4. 检查吸痰管是否通畅后，插入患者口腔或鼻腔，吸出口腔及咽部分泌物 5. 另换吸痰管，折叠导管末端，插入气管内适宜深度，放开导管末端，轻柔、灵活、迅速的左右旋转上提吸痰管吸痰 6. 拔出吸痰管后用生理盐水冲洗吸痰管 7. 每次吸痰时间不超过 15 秒，如吸痰未尽，休息 2~3 分钟再吸 8. 使用呼吸机行气管插管内吸痰的方法 　（1）吸入高浓度氧气 2~3 分钟 　（2）气管插管内滴入无菌生理盐水或配好的湿化液 2~5ml 　（3）将一次性吸痰管与吸引器连接，打开吸引器 　（4）断开与呼吸机连接的管道，将吸痰管插入气管套管内适宜深度旋转上提 　（5）吸痰完毕迅速连接好呼吸机 　（6）吸入高浓度氧气 2~3 分钟
注意事项	1. 严格无菌技术操作，防止感染 2. 选择型号适当、粗细及软硬度适宜的吸痰管 3. 吸痰动作应轻、稳。吸痰管不宜插入过深，以防引起剧烈咳嗽 4. 当吸痰管插到适宜深度后，在旋转的同时再放开夹闭的吸痰管，边旋转边吸痰，以防吸痰管吸在呼吸道黏膜上 5. 吸引过口、鼻分泌物的吸痰管禁止进入气道 6. 使用呼吸机时吸痰后调回原先设置好的氧浓度。一次吸痰时间（断开至连接呼吸机）以不超过 15 秒为宜。每次更换吸痰管 7. 使用注射器进行气管内滴药时应拔掉针头，以防其误入气道 8. 吸引过程中注意观察病情变化和吸出物的性状、量等 9. 如痰液黏稠可配合胸背部叩击、雾化吸入等

七、WZ 系列微量注射泵的安全使用与流程

使用目的	微量注射泵可供微量静脉给药达到剂量准确、定时定量、给药均匀的作用。常用于 ICU、CCU、儿科、心胸外科等重症患者治疗时用
使用方法与流程	1. 待机：将泵后电源开关至 ON，听到"嘟"一声响表示内部电路自检完毕，泵处于正常待机充电状态 2. 注射器安装：用专用注射器抽取药液。连接延长管排气后将其放置泵体夹内，当所有参数设置完毕，连续按两次快进键（FAST），第二次按住不放，待头皮针有液体排出后松手，进行静脉穿刺，穿刺成功后再启动泵即开始输注 3. 速率设置：根据病情、药物性质选择给药速度。利用 6 只数字设置键可在 LED 数字显示器上设置所需输注速率数据 4. 限制量设置：停机（STOP）状态下，按一次选择键处于限制量设置状态，这时可从 6 只数字设置键在 LED 数字显示器上设置一次输注的限制量 5. 限压值设置：限压值有高（H）、低（L）二档，缺省值为（L），（如想设为 L 就不用去设置它）。按功能设置键二次，数字显示器上出现"OCC"，按数字设置键可选高（H）、低（L）限压值，无论按功能键设置键第几次，一旦按启动键 START，最后一次设置的数据锁定，并进入工作状态 6. 快速推注：为提高安全性，快速推注在 STOP 状态下进行 7. 总量查询：任何状态下按总量查询都可查看已输入患者体内的药液量

续　表

注意事项	1. 吸药时应排净气体，防止将空气压入血管内
	2. 注射开通后定时检查药物是否渗漏，如有报警应及时查找原因，做相应处理。常见报警原因有脱管、管道受压或扭转、滑座与注射器分离、限制量提示、电源线脱落、电压不足等
	3. 使用时将药物参数（μg、min、kg）准确换算为泵的固定输入参数（ml/h），然后输入泵内显示器上
	4. 使用硝普钠等避光药物时应用避光纸遮盖管路或用避光输液器，以保证药物效价
	5. 及时更换药液，保持使用药物的连续性
	6. 泵长期使用后操作面贴按键处如下凹，应及时更换，不然可能会引起误触发
	7. 仔细阅读说明书，防止产生速率不准确现象
	8. 当推头上的拉钩断裂后应及时予以更换，否则可能会发生过量给药，给患者造成伤害
	9. 当低电压报警时（LOW-BATF）应及时将泵接通交流电源进行充电或关机，不然电池中电耗尽就无法再重复充电
	10. 按快进键结束后注意观察注射器工作指示灯的闪动频率是否改变，如仍与快进时一样则要关机，不然泵一直以快速推进，给患者带来危险，这时需要更换面贴后再使用
	11. 泵应按要求进行装夹或自行可靠固定，不能放置于床边没有围栏的平板上，避免因牵拉管路使泵滑落，造成对患者的伤害
	12. 该泵不能由患者家属来操作，防止不正确的操作对患者造成伤害

八、简易呼吸器的安全使用与流程

使用目的	患者自主呼吸停止或微弱时，用以代替或辅助患者的呼吸，保证患者的通气功能
使用方法与流程	1. 将患者仰卧、去枕、头后仰 2. 清除口腔与喉部异物（包括义齿等） 3. 插入口咽通气道，防止舌咬伤和舌后坠 4. 抢救者位于患者头部后方，将患者头部向后仰，并托牢下颌使其朝上，使气道保持通畅 5. 连接氧气与简易呼吸器，将面罩扣住口鼻，用拇指和示指紧紧按住，其他的手指则紧提下颌。若无氧气供应，应将氧气储气阀及氧气储气袋取下 6. 用另一只手规律性的挤压球体，将气体送入肺中，挤压与放松之比（吸呼比）以 1:（1.5~2）为宜；挤压频率：成人 12~15 次/分，儿童14~20 次/分，婴儿 35~40 次/分 7. 若患者气管插管或气管切开则将面罩摘除，将呼吸器单向阀接头直接接气管内管，给患者通气 8. 观察患者是否处于正常的换气状态，如患者胸部是否随着呼吸器的挤压与放松而起伏，口唇与面部的颜色是否好转，单向阀是否适当活动，双肺呼吸音是否对称。注意监测脉搏、呼吸、血压、血氧饱和度的情况，特别是血氧饱和度应保持在95%以上 9. 规律性的挤压呼吸器直至采用机械通气或病情好转无需辅助通气
注意事项	1. 面罩扣住口鼻后确保无漏气，以免影响通气效果 2. 注意观察患者有无发绀情况 3. 挤压呼吸器频率要适当 4. 接氧气时注意氧气管的衔接是否紧密 5. 需较长时间使用时可用四头带固定 6. 不同患者用后或同一患者使用超过 24 小时，将呼吸器拆解后用 2%戊二醛浸泡 4~8 小时（储氧袋只需擦拭消毒），再用清水冲洗干净、晾干，检查性能良好后备用

九、有创呼吸机的安全使用与流程

使用目的	代替、控制或改变自主呼吸运动，改善通气、换气功能及减少呼吸消耗
使用方法与流程	1. 安装好呼吸机各管路，接通电源及氧气 2. 打开呼吸机开关，减压表范围在 0.35~0.4MPa 3. 选择合适的通气方式，无自主呼吸应用控制模式，有自主呼吸应用辅助模式，如 SIMV、SIMV+PS 等 4. 根据病情设定呼吸机通气参数：呼吸机使用频率 12~20 次/分；潮气量 5~15ml/kg；吸呼比 1：(1.5~2.5)，限制性通气障碍患者宜选 1：1，ARDS 患者宜选 1.5:1 或 2:1；氧浓度一般 30%~50%，根据情况及时调节，但 60% 以上的氧浓度仅能短期使用。过高氧气浓度应用一般不超过 24 小时，以防止造成氧中毒。湿化器内水温控制在 32~36℃ 为宜，用控制模式时触发灵敏度应设定在 $-6~-10cmH_2O$，非控制模式时设定在 $-1~-3cmH_2O$，必要时加用 PEEP。由于呼吸机型号的不同，设置范围要详细阅读说明书，并根据病情、血气分析随时调节 5. 设置报警范围，气道压上限定在 $40cmH_2O$，呼吸频率 35 次/分。每分通气量设定范围±25% 6. 连接模拟肺，并检查呼吸回路管道，储水瓶是否处于最低位置 7. 测试呼吸机工作正常，撤掉模拟肺连接患者，观察呼吸机运转及其报警系统情况，听诊双肺呼吸音是否对称，观察通气效果。应用呼吸机 30 分钟后查动脉血气分析
注意事项	1. 根据病情需要选择合适的呼吸机，要求操作人员熟悉呼吸机的性能及操作方法 2. 未用过的呼吸机应先充电 10 小时，并在使用过程中注意及时充电，以保证突然断电时呼吸机能正常工作 3. 保持呼吸道通畅，及时清理分泌物，定时湿化、雾化 4. 严密监测呼吸，注意呼吸改善的指征，严格掌握吸氧浓度 5. 按时做血气分析，以调节通气量和吸氧浓度 6. 重视报警信号，及时检查处理 7. 严格无菌操作，预防感染 8. 加强呼吸机管理 　(1) 机器电源插座牢靠，保持电压在 220V（±10%） 　(2) 机器与患者保持一定的距离，以免患者触摸或调节旋钮 　(3) 及时倾倒储水槽内的水 　(4) 空气过滤网定期清洗 　(5) 呼吸管道妥善消毒，注意防止管道老化、折断、破裂。注意固定，避免过分牵拉 　(6) 机器定期通电、检修，机器功能每年测试一次

十、胰岛素泵的安全使用与流程

使用目的	胰岛素泵用于胰岛素疗法，帮助患者在全天内维持血糖的稳定。胰岛素泵根据设置在全天 24 小时内自动、连续的按规定的基础率注射胰岛素，还提供大剂量胰岛素注射，用于满足进食或高血糖时的紧急胰岛素需求
使用方法与流程	1. 向患者及家属解释使用胰岛素泵的目的及注意事项，以取得合作 2. 使用新电池装入胰岛素泵，执行一次"清除泵设置"功能，设置日期和时间，按医嘱设置胰岛素泵参数，调整基础量，检查胰岛素泵性能 3. 安装储药器，充盈输注管路，直到胰岛素液溢出管道针眼 4. 将管道针头固定在助针器上 5. 选择腹壁皮下注射位置，常规消毒皮肤 6. 进针：先取下针帽和护纸，将助针器对准输注部位，按下助针器开关，针头垂直刺入，然后粘贴固定牢靠 7. 拔引导针：一手压住针的两翼，另一手将引导针头旋转 90° 后拔出，输注胰岛素 0.5U，以填充导管空间 8. 妥善放置胰岛素泵，保持泵管通畅 9. 监测血糖变化，根据患者情况、饮食、运动状态，给予餐前大剂量泵入，按时进餐 10. 记录血糖及餐前追加量，为治疗提供依据 11. 严格交接班，如出现电池电量不足或药液将尽等情况，应及时更换电池或抽取胰岛素

续　表

注意事项	1. 根据患者病情和血糖水平调节各时段的基础量和各项参数 2. 胰岛素泵报警时查找原因，及时给予处理 3. 严格无菌技术操作，保持注射部位清洁干燥。注意观察注射部位有无红肿及针头有无脱出现象 4. 严密监测血糖变化，观察患者有无低血糖反应发生 5. 妥善放置固定胰岛素泵，保持胰岛素泵管通畅，无扭曲受压，防止脱出 6. 根据不同规格的胰岛素泵选用电池，准备好备用电池，充电式胰岛素泵定期做好充电工作，以保证正常使用 7. 胰岛素泵的清洁只能使用湿布和温和清洗剂水溶液清洁胰岛素泵外面，擦完后使用清水擦洗，然后使用干布擦干。储药器室和电池室保持干燥，避免受潮，不要使用任何润滑剂，可使用70%酒精擦拭消毒 8. 避免胰岛素泵在过高或过低温度下存放 　（1）避免把胰岛素泵或遥控器放置在温度高于40℃或低于0℃的环境中 　（2）胰岛素在高温下会变质，在0℃左右会结冰，在寒冷天气位于室外时必须贴身佩戴胰岛素泵并使用保暖衣物盖住。位于较热环境中，必须采取措施冷却胰岛素泵和胰岛素 　（3）请勿对胰岛素泵或遥控器进行蒸气灭菌或高压灭菌 9. 避免把胰岛素泵浸泡在水中，使用配有快速分离器的输注管路，以便在洗澡、游泳等情况下分离胰岛素泵 10. 如果需要接受X射线、磁共振成像、CT扫描或其他类型的放射线检查，必须把胰岛素泵、遥控器拆下，并将其从放射区内移开

十一、诺和笔的安全使用与流程

使用目的	使用诺和笔可以简单、准确、方便地使患者在任何时间、地点都可以迅速、准确的注射胰岛素
使用方法与流程	1. 注射前混匀诺和笔中的药物，使沉淀下的药物充分混匀 2. 确认剂量选择处于零位，持注射笔，使针尖向上，轻弹笔芯架数下，旋转 2~3 个单位药液，按下注射推键，排尽笔芯中的空气 3. 按医嘱调取所需单位，旋转调节装置注射的剂量，调节装置有清晰的显示窗和清晰的声音提示，"咔嚓"一下即一个单位 4. 消毒注射部位，范围大于 5cm，用酒精消毒，不用碘酊消毒 5. 手持注射器，针头刺入体内，按下注射推键，胰岛素即被注入 6. 按压注射键，要掌握力度，不要用力向皮肤里面压，按压螺旋直到指示为"0" 7. 注射毕，按压的手不能松开注射推键，针头应保留皮下 6~10 秒后，用棉棒按压拔针
注意事项	1. 诺和灵 30R 注射后 30 分钟进餐，调节装置的旋钮不能后倒 2. 诺和锐 30 注射后 10 分钟进餐，调节装置的旋钮可后倒以调节剂量 3. 当诺和笔的药物用完，不再继续使用诺和笔而换成胰岛素注射时剂量不能等同，应遵医嘱应用 4. 每次注射前，应查看笔芯中的胰岛素余量是否够本次注射。当诺和锐少于 12U 时不能继续使用，因为剩余的药液可能会混不匀，注射后易出现低血糖 5. 保存在冰箱内的诺和锐 30 有效期 2 年，诺和灵 30R 笔芯有效期为 2.5 年，开启后 30℃以下有效期为 4 周 6. 更换针头后一定要先排气，把存留在针头衔接处的空气排出来，拧 2~3 个单位直到见到一滴药液排出即可 7. 更换诺和灵笔芯时一定要仔细阅读使用说明书

十二、电冰毯的安全使用与流程

使用目的	使用电冰毯可降低脑代谢率和耗氧量，减轻脑水肿的发生，保护血脑屏障，改善脑缺氧，降低致残率
使用方法与流程	1. 接好电源线、地线，检查水位线，患者头部置冰帽，将电冰毯置于患者躯干下，连接各制冷管道及肛温传感器，用石蜡油润滑传感器探头前端，插入肛门 10cm，并妥善固定 2. 打开电源开关，检查电冰毯性能，显示"HELLO" 3. 根据医嘱，设定制冷温度范围及毯面温度 4. 遵医嘱及时记录制冷温度，并绘制于体温单上
注意事项	1. 设定电冰毯各项数值时为双键操作 2. 使用电冰毯的患者同时要配合心电监护和血氧饱和度的监测，特别是亚低温状态下会引起患者血压降低和心率缓慢，护士应严密观察患者生命体征变化，同时确保患者呼吸道通畅 3. 患者背部、臀部温度较低，血液液循环慢，易发生压疮及冻伤，应 1~2 小时协助患者翻身、叩背、局部按摩，保持床面平整、干燥无渣屑 4. 使用过程中经常检查探头是否到位，如体温过低应查看探头是否脱落，患者病情突然变化时及时处理 5. 对电冰毯使用时间较长的患者要经常查看机器制冷水位是否缺水，以免影响降温 6. 患者体温降至预定体温后，特别是在亚低温治疗的复温阶段，要严格控制复温温度，避免出现体温反跳 7. 保持室温 18~20℃为宜，相对湿度 60%，毯面温度应根据患者体温设定，降温速度不能太快，避免患者体温骤降而使患者出现寒战和不适感 8. 随时观察体温变化，发现异常及时处理

十三、早产儿暖箱的安全使用与流程

使用目的	早产儿暖箱适用于出生体重在 2000g 以下的高危儿或异常新生儿，如新生儿硬肿症、体温不升等患儿，可使患儿体温保持稳定，提高未成熟儿的成活率，避免体温低造成缺氧、低血糖、硬肿症等一系列不良后果
使用方法与流程	1. 接通电源，检查暖箱各项显示是否正常 2. 核对患儿，向家属做好解释工作，取得合作 3. 将暖箱温度调至所需温度预热，根据早产儿出生体重与出生天数调节暖箱温度，相对湿度 55%~65% 4. 将患儿穿单衣或裹尿布后放置于暖箱内。检查各气孔是否通畅，检查箱内的温度、湿度并记录 5. 密切观察患儿面色、呼吸、心率及体温变化 6. 患儿的一切护理操作均在暖箱内进行 7. 每 1~2 小时测体温一次，并根据患儿体温及时调节暖箱温度
注意事项	1. 暖箱不宜置于太阳直射、对流风及暖气附近，以免影响箱内温度调节 2. 经常检查暖箱是否有故障或调节失灵现象，以保证正常使用。如暖箱应用中发出报警信号及时查找原因，及时处理 3. 定期细菌培养，预防院内感染 4. 严禁骤然提高暖箱温度，以免患儿体温不稳定造成不良后果

十四、光疗箱的安全使用与流程

使用目的	使用光疗箱通过蓝光灯照射治疗新生儿高胆红素血症的辅助疗法。主要作用是使血清胆红素经蓝光照射氧化分解为水溶性的直接胆红素而随胆汁、尿液排出体外
使用方法与流程	1. 清洁光疗箱，湿化器水箱内加水至 2/3 满 2. 接通电源，检查灯管亮度，使箱温升至 30~32℃，相对湿度 55%~65% 3. 查对患儿，了解患儿病情、日龄、体重、胆红素检查结果、生命体征，向家属做好解释工作 4. 用大毛巾将光疗箱四周围好，操作者戴墨镜 5. 将患儿裸露全身，戴眼罩，用长条尿布遮盖会阴部，男婴用黑布遮盖阴囊 6. 记录入箱时间，每 2 小时测体温一次

续　表

注意事项	1. 灯管使用不得超过规定的有效时间，以保证照射效果 2. 照射中加强巡视，及时清除患儿的呕吐物、大小便，保持箱体玻璃的透明度 3. 监测体温及箱温，光疗期间 2 小时测体温一次，使体温保持在 36~37℃，根据体温调节箱温，体温超过 37.8℃ 或低于 35℃ 应暂停光疗，经处理后恢复正常体温再继续光疗 4. 使患儿皮肤均匀受光，单面照射 2 小时翻身一次，身体尽量广泛照射 5. 密切观察患儿病情，及时监测血清胆红素，若有异常及时与医生联系

十五、小儿高压氧舱的安全使用与流程

使用目的	小儿高压氧舱适用于小儿全身性和局限性缺氧性疾病、脑部疾患的神经病变、严重感染、各种中毒性疾病等
使用方法 与流程	1. 护士到患儿床旁核对床号、姓名，向家长解释高压氧治疗的相关注意事项，取得家长配合，入舱前半小时禁止喂奶，并更换婴儿高压氧专用衣被 2. 洗舱：婴儿入舱后头部垫高，取右侧卧位，进行常规门缝洗舱（关门留 1mm 缝隙），打开控制板上的供氧阀和供氧流量计，氧流量至 10L/min 以上，洗舱时间 5~10 分钟 3. 升压阶段：将控制板上的排氧阀关闭，调节供氧流量计 5~6L/min，升压速率为 0.002~0.005MPa/min，升压速率不能超过 0.01MPa/min，最大使用压力新生儿 0.04MPa，4~5 个月婴儿为 0.05~0.06MPa，当达到所需压力后关闭氧气开关和供氧阀（升压时间为 13~15 分钟） 4. 稳压阶段：可采用持续小流量换气，稳压换气的方法是：同时打开进、排氧阀，流量计数分别在 1~3L/min，根据压力表示值适当调节进氧流量计调节阀，达到动态平衡，稳压时间为 20~25 分钟，严密观察患儿生命体征变化 5. 减压阶段：稳压治疗结束后打开排气阀，调节排氧流量 5~6L/min，使减压速率控制在 0.005MPa/min 左右。减压末期，因舱内外压差降低，故可适当开大排氧流量计，使浮子读数不致太低，当两只压力表显示的舱压都为零，排氧流量计浮球归零时，打开舱门，推车对准托盘，将托盘拉出，婴儿出舱，送患儿至病房，协助更换尿布及衣被，观察有无不良反应 6. 认真做好各项记录，打开供氧阀，排出供氧管余气，关闭供氧阀、供氧流量计、排气阀、排气流量计，舱门处于开放状态，消毒氧舱备用

注意事项	1. 氧舱禁火，应远离火种、热源，室内禁止吸烟，环境温度最好在 20~26℃ 之间
	2. 有机玻璃舱体不能用抗氧化的润滑油（硝脂、甘油）擦拭，禁用酒精等有机溶剂清洁消毒。可使用对人体无害、无腐蚀作用的消毒液，如 1：500 "84" 消毒液等，环境消毒时先用棉被盖好有机玻璃舱体再进行紫外线消毒 30 分钟
	3. 舱内应用全棉制品，避免应用产生静电的材料以防火灾
	4. 严格遵守操作规程
	5. 患儿入舱后有专人监护
	6. 入舱前后均应做必要的生命体征监测，出舱观察时间不少于 2 小时
	7. 氧舱任何部件发生故障应有专业人员维修后再用，不得私自拆装，压力表、安全阀每年普查一次

第七章　护理工作关键环节流程规范

一、患者入院流程规范

患者入院流程规范见图 7-1：

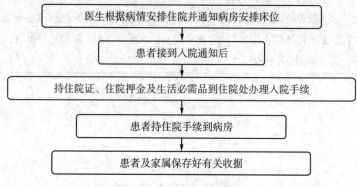

图 7-1　患者入院流程规范

二、患者出院流程规范

患者出院流程规范见图 7-2：

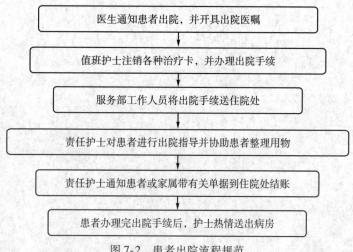

图 7-2　患者出院流程规范

三、接待新入院患者流程规范

接待新入院患者流程规范见图 7-3：

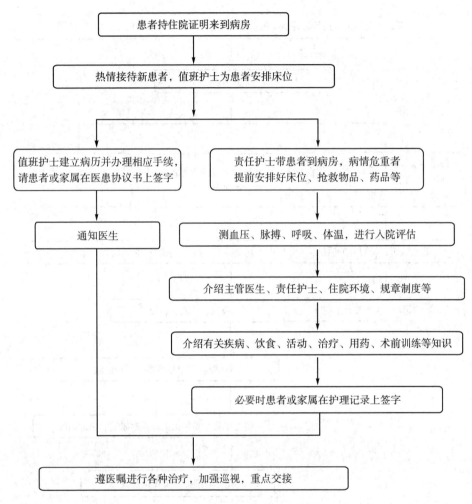

图 7-3　接待新入院患者流程规范

四、危重患者入院流程规范

危重患者入院流程规范见图 7-4：

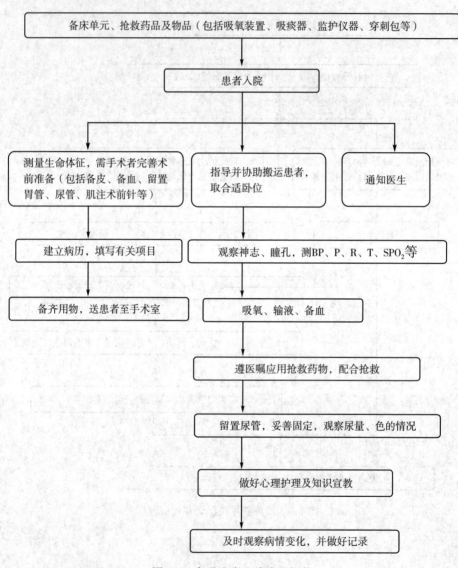

图 7-4 危重患者入院流程规范

五、院前急救流程规范

院前急救流程规范见图 7-5：

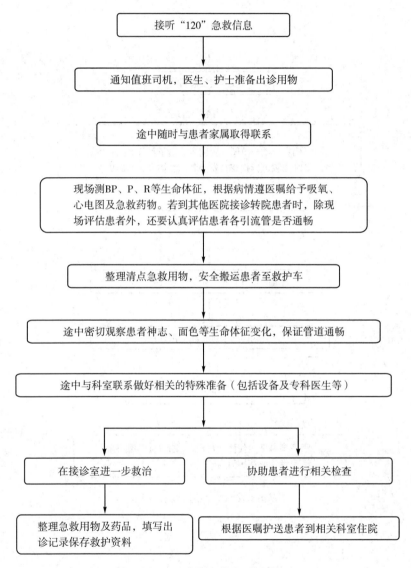

图 7-5 院前急救流程规范

六、接诊急症患者流程规范

接诊急症患者流程规范见图 7-6：

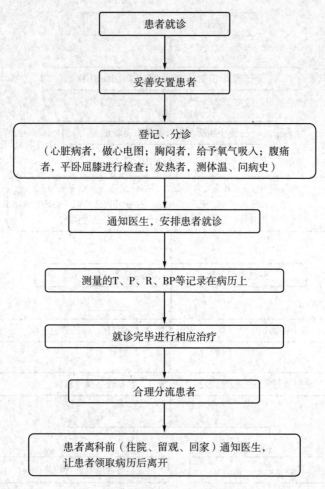

图 7-6　接诊急症患者流程规范

七、紧急抢救流程规范

紧急抢救流程规范见图7-7：

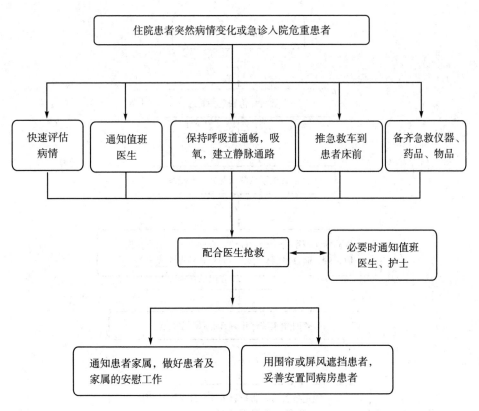

图7-7 紧急抢救流程规范

八、危重患者翻身流程规范

危重患者翻身流程规范见图 7-8：

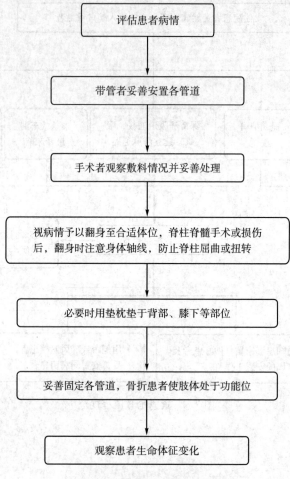

图 7-8 危重患者翻身流程规范

九、患者转科流程规范

患者转科流程规范见图 7-9：

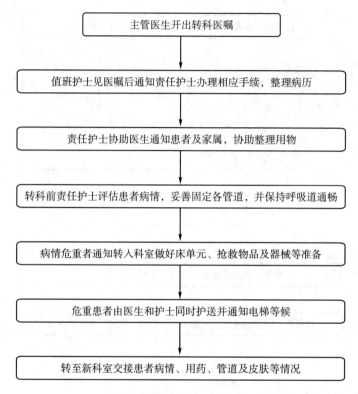

图 7-9　患者转科流程规范

十、接待转科患者流程规范

接待转科患者流程规范见图 7-10：

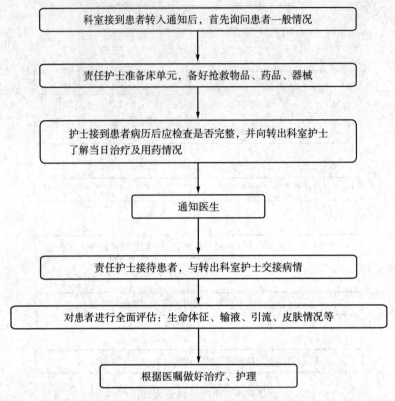

图 7-10　接待转科患者流程规范

十一、特殊检查流程规范

特殊检查流程规范见图 7-11：

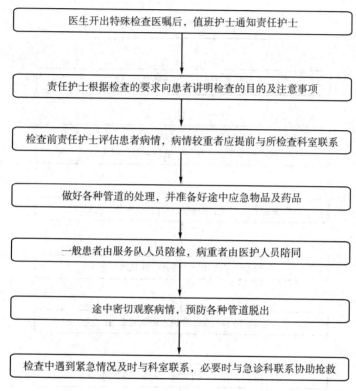

图 7-11　特殊检查流程规范

十二、送患者手术流程规范

送患者手术流程规范见图 7-12：

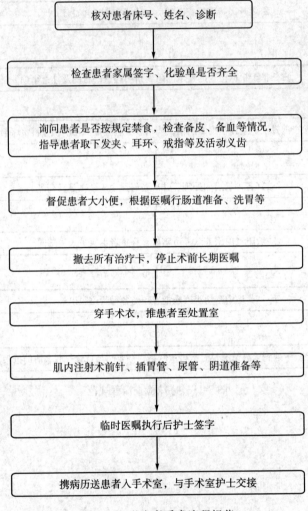

图 7-12　送患者手术流程规范

十三、接手术患者流程规范

接手术患者流程规范见图 7-13：

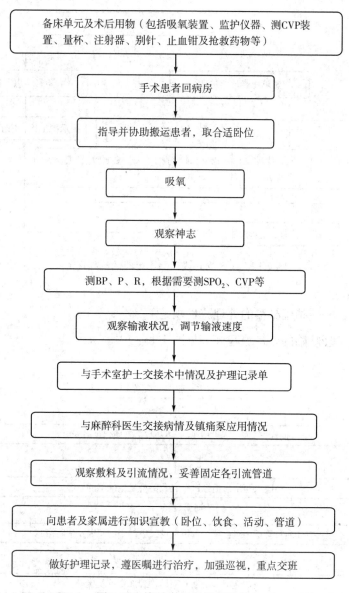

图 7-13 接手术患者流程规范

十四、病区物品或药品不足时的流程规范

病区物品或药品不足时的流程规范见图 7-14：

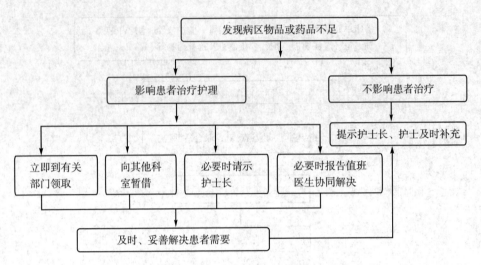

图 7-14 病区物品或药品不足时的流程规范

十五、一般护理缺陷的处理流程规范

一般护理缺陷的处理流程规范见图 7-15：

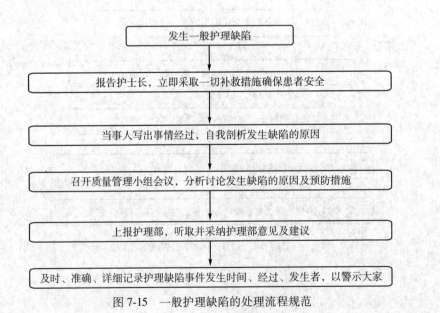

图 7-15 一般护理缺陷的处理流程规范

十六、重大护理缺陷的处理流程规范

重大护理缺陷的处理流程规范见图7-16：

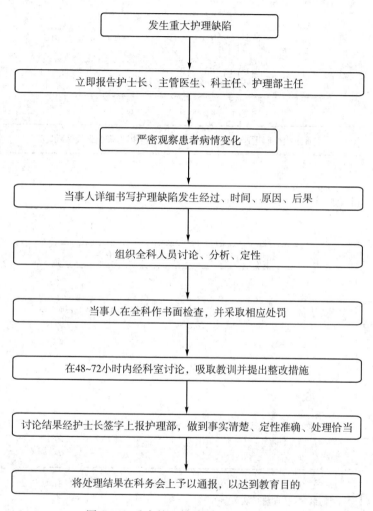

图 7-16 重大护理缺陷的处理流程规范

十七、发生护理事故的处理流程规范

发生护理事故的处理流程规范见图 7-17：

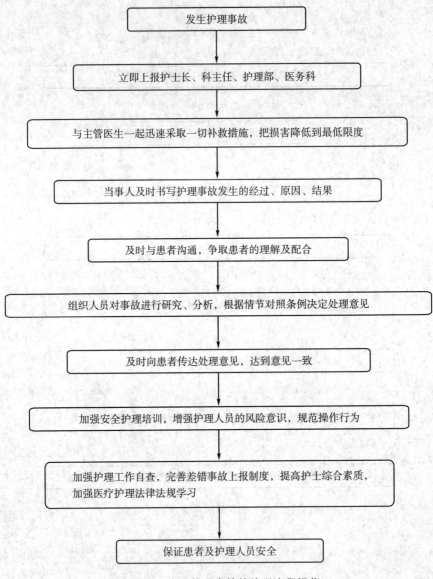

图 7-17 发生护理事故的处理流程规范

十八、发生护理纠纷的处理流程规范

发生护理纠纷的处理流程规范见图 7-18：

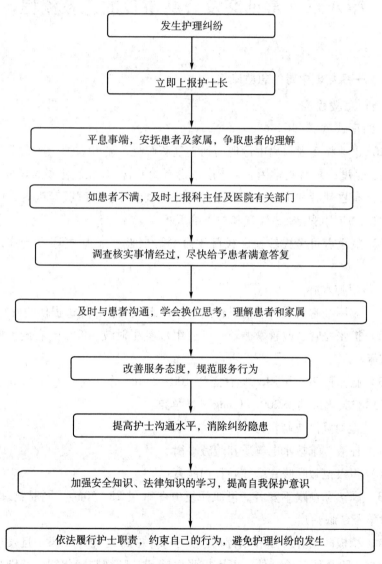

图 7-18　发生护理纠纷的处理流程规范

第八章　常见突发公共事件的急救流程

一、一氧化碳中毒的急救流程

（一）急救程序

1. 纠正缺氧

（1）迅速将患者移离中毒现场到空气新鲜处，解开衣裤，注意保暖。常规吸氧，轻度中毒者吸常用氧，中度中毒者给予含5%二氧化碳的氧吸入。

（2）有昏迷者和中、重度中毒者用高压氧治疗。伴呼吸衰竭者，应及早气管插管，应用呼吸机械通气和加压给氧。

（3）危重者可考虑输血，或行放血-输红细胞-高压氧序贯治疗，效果较好。

2. 防治脑水肿

（1）应用细胞活化剂和能量合剂，保护组织细胞，促进损伤的修复。

（2）扩张血管、改善微循环，可选用丹参注射液、低分子右旋糖酐、东莨菪碱等。

（3）脑水肿者，可用20%甘露醇100~250ml静脉滴注，每4~8小时一次；琥珀酸氢化可的松200~400mg分次静推。

3. 其他对症及支持治疗

（1）补液，维持水电解质和酸碱平衡。

（2）积极抢救呼吸衰竭和心肾功能衰竭。

（3）高热和烦躁不安者，可肌注复方冬眠灵25~50mg，同时物理降温，必要时给予冬眠治疗。

（4）积极防治并发症和治疗后遗症：CO中毒迟发性脑病一旦发生，治疗较困难，除高压氧治疗外，可用扩张血管药、脑细胞活化剂、特别是神经节苷脂（商品名，施捷因），并联合中医中药综合治疗，可取得较好效果。

（二）护理流程

患者发生一氧化碳中毒的护理流程见图8-1：

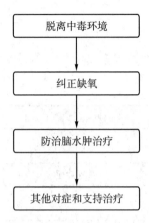

图 8-1　患者发生一氧化碳中毒的护理流程

二、毒鼠强中毒的急救流程

（一）急救程序

1. 常规治疗　毒鼠强中毒的抢救遵循中毒性疾病的抢救治疗原则，应尽早给予催吐、洗胃、导泻、大剂量输液、利尿、氧疗等措施。

2. 控制抽搐　抗惊厥药应及时应用，地西泮持续大剂量应用能有效控制癫痫持续状态，有人认为苯巴比妥效果较地西泮好，可分次肌内注射，也可联合应用。也有报道大剂量维生素 B_6、大剂量葡萄糖酸钙等能对抗毒鼠强的致惊作用。

3. 特效解毒剂　毒鼠强中毒目前尚无特效解毒剂，有人认为二巯基丙磺酸钠可治疗急性毒鼠强中毒，但目前尚存在不同甚至相反的意见。

4. 血液净化治疗　血液净化对清除体内毒鼠强有效，对于毒鼠强重度中毒患者可考虑给予血液灌流、血浆置换等血液净化治疗，但应严格掌握指征，避免滥用。

5. 精神症状的治疗　毒鼠强中毒有精神症状者可给予氟哌啶醇、奋乃静等药物治疗。

6. 其他治疗　对于呼吸衰竭及窒息者应及早行气管切开，并给予机械通气治疗。注意维持酸碱平衡，及时纠正水电解质紊乱。给予脱水剂治疗脑水肿，合理应用糖皮质激素。有脏器损害者应给予相应脏器保护剂，有感染迹象者应给予抗生素。急性肾功能衰竭患者可行血液透析。高压氧疗对于改善脑缺氧有效，可在病情稳定后进行。另外，还应加强营养支持治疗，防止出现负氮平衡。

（二）护理流程

患者发生毒鼠强中毒的护理流程见图8-2：

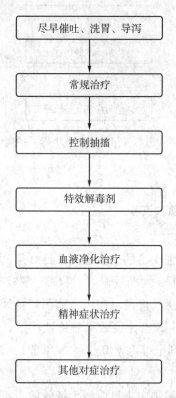

图8-2　患者发生毒鼠强中毒的护理流程

三、马铃薯中毒的急救流程

（一）急救程序

1. 用吐根糖浆催吐。

2. 用4%鞣酸溶液、浓茶水或0.02%高锰酸钾溶液洗胃。

3. 症状轻的患者，嘱其喝淡盐水或糖水补充丧失的体液；脱水较重者静脉滴入5%葡萄糖盐水或5%葡萄糖溶液。血压下降者可静脉滴注去甲肾上腺素或肌内注射间羟胺。

4. 呼吸困难者吸氧，注射洛贝林、尼克刹米等。

（二）护理流程

患者发生马铃薯中毒的护理流程见图 8-3：

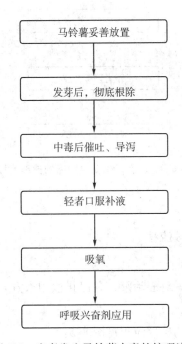

图 8-3 患者发生马铃薯中毒的护理流程

四、菜豆中毒的急救流程

（一）急救程序

1. 症状轻者无需治疗，吐、泻之后迅速自愈。

2. 吐、泻严重者，可静脉滴注葡萄糖盐水和维生素 C。有凝血现象时可给予低分子右旋糖酐、肝素等。

3. 胃肠炎可用颠茄类药物，呕血者应用止血剂。

4. 溶血时应用碳酸氢钠碱化尿液，早期应用肾上腺皮质激素，必要时输血。

（二）护理流程

患者发生菜豆中毒的护理流程见图 8-4：

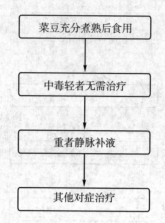

图 8-4　患者发生菜豆中毒的护理流程

五、豆浆中毒的急救流程

（一）急救程序

轻者不需治疗，重者对症治疗，并停止饮用未煮开的豆浆。

（二）护理流程

患者发生豆浆中毒的护理流程见图 8-5：

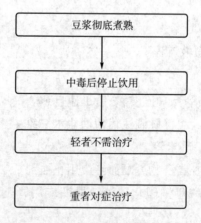

图 8-5　患者发生豆浆中毒的护理流程

六、亚硝酸盐中毒的急救流程

（一）急救程序

1. 一般治疗　误服中毒后应立即催吐、洗胃，给予活性炭吸附、硫酸镁导泻、吸氧等措施。

2. 特效治疗　尽早应用高铁血红蛋白还原剂。用1%亚甲蓝（美蓝）溶液（每次1~2mg/kg），加入50%葡萄糖液40ml中缓慢静脉注射（10~15分钟），如注射后1~2小时内发绀不见消退，则用同量或半量重复一次。同时给予维生素C 3~5g静脉注射或静脉滴注，效果更好。

3. 对症、支持治疗　纠正低血压、心力衰竭、呼吸衰竭、防治感染等。病情严重者可输新鲜血或行换血治疗。

（二）护理流程

患者发生亚硝酸盐中毒的护理流程见图8-6：

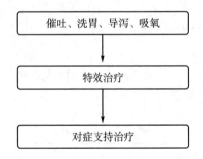

图8-6　患者发生亚硝酸盐中毒的护理流程

七、急性有机磷农药中毒的急救流程

（一）急救程序

1. 阻止毒物继续吸收　皮肤污染立即用清水或4%~5%碳酸氢钠溶液彻底清洗；口服中毒者应立即用2%~4%碳酸氢钠溶液洗胃，直至无味不混浊为止，2小时后再行洗胃1~2次，并注入导泻剂导泻。

2. 加速毒物排出　对病情严重者或毒物吸收量大、吸收时间长者，可用血液灌流、血浆置换或换血。给补液（一般用高渗溶液，防治脑、肺水肿），加强利尿，促使毒物尽快排出。

3. 特效药物治疗

（1）抗胆碱药以阿托品为代表，要达到阿托品化，给药要快，并反复用药，巩固疗效。达到阿托品化量时逐渐减量，应防止阿托品中毒。严重阿托品中毒发生过度兴奋、极度烦躁，可用间羟胺、毛果芸香碱对抗。

（2）胆碱酯酶复能剂以氯磷定、碘解磷定多用，但对敌敌畏、敌百虫、乐果、马拉硫磷、八甲磷中毒效果差，对二嗪农、谷硫磷中毒反有害。另有解磷定注射液，用于中毒早期，视病情补充阿托品和氯磷定。

4. 对症治疗

（1）脑水肿：吸氧、脱水降颅压，头部降温，应用糖皮质激素。必要时用高压氧治疗。

（2）中毒性心肌损害：对乐果、久效磷等中毒者立即进行心电监护，应用极化液、能量合剂、糖皮质激素等。如出现 QT 间期延长及心律失常及时用利多卡因，心律失常时按内科处理。

（3）中间综合征：应密切观察病情。对颅神经支配肌肉、颈肌或四肢肌肉弱者进行对症治疗和支持疗法。呼吸肌麻痹者应立即行气管插管或切开，坚持机械通气，维持呼吸肌功能。

（二）护理流程

患者发生急性有机磷农药中毒的护理流程见图 8-7：

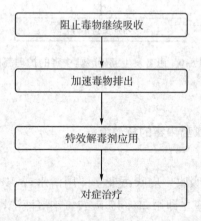

图 8-7　患者发生急性有机磷农药中毒的护理流程

八、氰化物中毒的急救流程

（一）急救程序

1. 立即脱离现场至空气新鲜处，猝死者应同时立即进行心肺脑复苏。急性中毒病情进展迅速，应立即就地应用解毒剂（亚硝酸异戊酯）。吸入中毒者给予氧气吸入。皮肤接触液体者立即脱去污染的衣物，用流动的清水或5%硫代硫酸钠冲洗皮肤至少20分钟。眼接触者用生理盐水、冷开水或清水冲洗5~10分钟，口服者用0.2%高锰酸钾或5%硫代硫酸钠洗胃。皮肤或眼灼伤按酸灼伤处理。

2. 特效解毒剂　需紧急实施"亚硝酸钠-硫代硫酸钠"疗法，亚硝酸异戊酯（安瓿）1~2支（0.2~0.4ml）用布片包好，挤破，使患者吸入，吸入30秒，间隔2分钟后可再次使用，但一日剂量不宜超过5~6安瓿（成人量）。吸入亚硝酸异戊酯后，继用3%亚硝酸钠10ml缓慢推注（儿童5~6mg/kg，2ml/min），在同一针头接着注射25%硫代硫酸钠50ml（2ml/min），儿童每次0.25~0.5g/kg，严重中毒者在上述药物注射后十几分钟内可重复上述次序，但后两种药物减半。

3. 有报道4-二甲氨基酚（4-DMAP）能有效消除氰化物毒性，效果优于亚硝酸异戊酯，恢复知觉和呼吸快。

4. 如无亚硝酸钠，也可用1%亚甲蓝50~100ml（儿童每次10mg/kg）加高渗糖稀释后缓慢静注，然后再使用硫代硫酸钠。

5. 无以上药物可暂时用高渗葡萄糖50~100ml加维生素C 1~2g，静脉滴注。

6. 对症处理。

（二）护理流程

患者发生氰化物中毒的护理流程见图8-8：

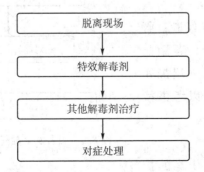

图8-8　患者发生氰化物中毒的护理流程

九、毒蘑菇中毒的急救流程

（一）急救程序

1. 加快毒物排出　中毒后及时催吐，要尽快给予洗胃，洗胃后成人口服活性炭 50~100g，用水调服，并给予硫酸镁导泻。

2. 阿托品　用于神经精神型中毒者，可根据病情轻重采用 0.5~1mg 皮下注射，每 0.5~6 小时一次，必要时可加大剂量或改用静脉注射。阿托品尚可用于缓解腹痛、吐泻等胃肠道症状。对因中毒性心肌炎而致房室传导阻滞亦有作用。

3. 巯基解毒药　对毒伞、白毒伞等引起肝脏和（或）多功能脏器损伤的患者可应用巯基解毒药，用法为：二巯丁二钠（Na-DMS）0.5~1g 稀释后静脉注射，每 6 小时一次，首剂加倍，症状缓解后改为每日注射 2 次，5~7 天为一个疗程；或二巯丙磺钠 5% 溶液 5ml 肌内注射，每 6 小时一次，症状缓解后改为每日注射 2 次，5~7 天为一个疗程。

4. 肾上腺皮质激素　适用于溶血型中毒及其他重症中毒病例，特别是中毒性心肌炎、中毒性脑炎、严重的肝损害及有出血倾向的病例皆可应用。

5. 对症与支持治疗　对各型中毒的胃肠炎症状，应积极纠正脱水、酸中毒及电解质紊乱。对有肝损害者应给予保肝支持治疗。对有精神症状或惊厥者应给予镇静或抗惊厥治疗，并可试用脱水剂。

6. 根据有关临床经验，蘑菇毒素常有溶血现象，若用血液透析常因加重溶血而增加死亡率，应极慎重。可以考虑换血疗法。

（二）护理流程

患者发生毒蘑菇中毒的护理流程见图 8-9：

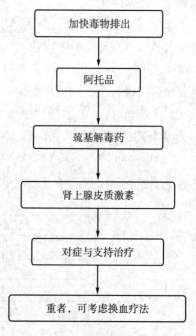

图 8-9　患者发生毒蘑菇中毒的护理流程

十、氯气中毒的急救流程

（一）急救程序

1. 立即脱离接触，保持安静及保暖。出现刺激反应者，至少严密观察 12 小时，并予以对症处理。

2. 维持呼吸道通畅，给予支气管解痉剂，并以中和剂 4% 碳酸氢钠溶液雾化吸入。同时也给予激素、抗生素、沐舒坦混合雾化吸入。必要时气管切开。

3. 合理氧疗　使动脉氧分压维持在 8~10kPa，$O_2sat>90\%$。在发生严重肺水肿或急性呼吸窘迫综合征时，给予鼻面罩持续正压通气（CPAP）或呼气末正压通气（PEEP）疗法。呼气末压力不宜超过 0.49kPa（5cmH$_2$O），还须注意对心肺的不利影响，心功能不全者慎用。

4. 糖皮质激素　应用原则是早期（即刻用）、足量（地塞米松，30~80mg/d 或甲基泼尼松龙 240~600mg/d）、短疗程（用至 X 线胸片表现正常后），以防治肺水肿、休克和减轻化学性炎性反应。重症必要时可用大剂量冲击疗法。

5. 去泡沫　肺水肿时可用二甲基硅油气雾剂，间断使用至肺部啰音明显减少。

6. 控制液体入量　病程早期，尤其是肺水肿时应适当控制进液量，慎用利尿剂，一般不用脱水剂。

7. 防治肺部感染　中、重度中毒者合理使用抗生素；重度中毒宜选用广谱、高效抗生素，必要时联合使用。

8. 对症处理　维持呼吸循环功能，注意防治休克、酸中毒，可适当应用血管活性药物，如 654-2、α 受体阻滞剂等，以改善微循环。注意监测生命体征。

9. 眼损伤　立即用清水或 2% 碳酸氢钠冲洗，然后用泼尼松龙眼药水、氯霉素眼药水滴眼。

10. 皮肤损伤　立即用肥皂或 4% 碳酸氢钠冲洗，然后涂以烧伤膏或地塞米松霜等，破溃者应以抗生素湿敷。

（二）护理流程

患者发生氯气中毒的护理流程见图 8-10：

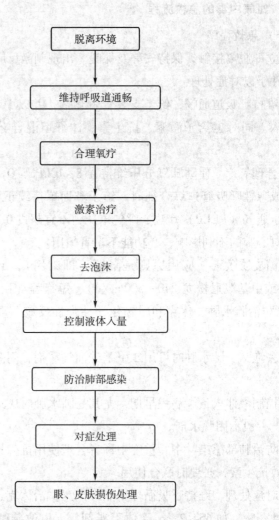

图 8-10　患者发生氯气中毒的护理流程

十一、氨气中毒的急救流程

（一）急救程序

1. 迅速将患者移离中毒现场，脱去被污染的衣物，注意保暖。现场抢救时不易用湿毛巾捂面，以免氨气遇水形成"强氨水"而致面部灼伤。

2. 保持呼吸道通畅，及时清除鼻、口腔分泌物及痰。给予支气管解痉剂，也可采用雾化吸入，常用处方为氨茶碱、地塞米松、抗生素、沐舒坦以及 3% 硼酸溶液。对有气道阻塞者应及早行气管切开，以利保持呼吸道通畅，改善呼吸困难。避免早期因喉头水肿、中晚期（病程的 2~7 天）因气管黏膜坏死脱落而引起窒息。注意观察呼吸道通畅情况，也可用纤维支气管镜清除坏死脱落的支气管黏膜。有呼吸抑制可给予呼吸中枢兴奋剂等急救处理。

3. 合理氧疗　一般多采用鼻导管或面罩给氧，不宜采用高压氧治疗。在吸高浓度氧（大于 50% 氧）情况下，动脉血氧仍低于 8kPa（60mmHg），或出现 ARDS 时，可应用呼吸机人工辅助呼吸。对间歇正压呼吸（IPPB）、呼吸末正压呼吸（PEEP）应慎用，以免发生肺泡破裂、自发性气胸、纵隔及皮下气肿。

4. 预防和治疗肺水肿　对于急性氨中毒患者，甚至包括刺激反应患者，应绝对卧床休息，避免精神和体力活动，密切观察 24~48 小时。早期、足量、短程应用糖皮质激素，如地塞米松 30~80mg/d，或甲基泼尼松龙 240~600mg/d，3~5 天停药或减量。急性重度中毒，必要时可用大剂量冲击疗法。同时控制液体输入量，输入速度不宜过快，尽量多采用血浆、白蛋白等。

5. 抗生素的应用　急性氨中毒往往伴发肺部感染，且较严重，较难控制。一般应早期给予广谱高效的抗生素，必要时联合用药。尽量做细菌培养和药敏试验指导用药，以静脉给药为主，也可并用超声雾化吸入或气管内滴药，不宜过早减量或停药。

6. 消泡剂　肺水肿可用二甲基硅油气雾剂，间断使用至肺部啰音明显减少。

7. 对症处理　注意监测生命体征，维持呼吸循环功能，防止休克。给予受损脏器保护剂，加强护理，注意营养补充。由于氨中毒患者常常有口腔、咽喉糜烂等，进食较困难，可鼻饲。多翻身拍背，以利痰液排出。

8. 抗纤维化治疗　肺间质纤维化是最常见的并发症之一，常导致肺通气和弥散功能障碍。在病程第 7~10 天后即应开始肺纤维化的预防和治疗，除积极控制感染外，常配合应用还原型谷胱甘肽、丹参注射液和桑叶水煎服等。必要时可配合应用小剂量糖皮质激素。

9. 眼睛受刺激　立即用清水或 2% 硼酸水冲洗 15 分钟，然后用氯霉素眼药水和 0.5% 醋酸泼尼松龙眼药水交替点眼，2 小时 1 次。

10. 皮肤灼伤　立即用清水或 2% 醋酸或食用醋冲洗污染的皮肤。有水疱或渗出可用 2% 硼酸湿敷；有溃疡者可用中药烧伤膏等外用。

（二）护理流程

患者发生氨气中毒的护理流程见图 8-11：

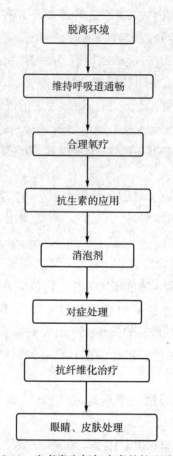

图 8-11　患者发生氨气中毒的护理流程

十二、急性硫化氢中毒的急救流程

（一）急救程序

1. 现场抢救应立即使患者脱离现场，有条件时立即给予吸氧，现场抢救人员应有自救互救知识，以防抢救者进入现场后自身中毒。

2. 维持生命体征，对呼吸或心脏骤停者应立即施行心肺脑复苏术。

3. 以对症、支持治疗为主。高压氧治疗对昏迷的复苏和防治脑水肿有重要作用，凡昏迷患者不论是否已复苏，均应给予高压氧治疗，但需配合综合治疗，加用大剂量还原型谷胱甘肽（商品名：古拉丁、阿托莫兰等）、细胞色素 C、维生素 C。对中毒症状明显者需早期、足量、短程给予肾上腺糖皮质激素，有利于防治脑水肿、肺水肿和心肌损害。较重患者需进行心电监护及心肌酶谱测定，以便及时发现病情变化，及时处理。对有眼刺激症状者，立即用清水冲洗，对症处理。

（二）护理流程

患者发生急性硫化氢中毒的护理流程见图 8-12：

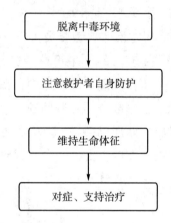

图 8-12　患者发生急性硫化氢中毒的护理流程

附录　突发公共卫生事件应急条例

　　《突发公共卫生事件应急条例》是依照《中华人民共和国传染病防治法》的规定，特别是针对2003年防治非典型肺炎工作中暴露出的突出问题制定的，为抗击非典型肺炎提供了有力的法律武器。《突发公共卫生事件应急条例》着重解决突发公共卫生事件应急处理工作中存在的信息渠道不畅、信息统计不准、应急反应不快、应急准备不足等问题，旨在建立统一、高效、有权威的突发公共卫生事件应急处理机制。《突发公共卫生事件应急条例》的颁布实施是中国公共卫生事业发展史上的一个里程碑，标志着中国将突发公共卫生事件应急处理纳入了法制轨道。

中华人民共和国国务院令

（第 376 号）

　　《突发公共卫生事件应急条例》在2003年5月7日国务院第7次常务会议通过，现予公布，自公布之日起施行。

总　理　温家宝
二〇〇三年五月九日

第一章　总　则

　　第一条　为了有效预防、及时控制和消除突发公共卫生事件的危害，保障公众身体健康与生命安全，维护正常的社会秩序，制定本条例。

　　第二条　本条例所称突发公共卫生事件（以下简称突发事件），是指突然发生，造成或者可能造成社会公众健康严重损害的重大传染病疫情、群体性不明原因疾病、重大食物和职业中毒以及其他严重影响公众健康的事件。

　　第三条　突发事件发生后，国务院设立全国突发事件应急处理指挥部，由国务院有关部门和军队有关部门组成，国务院主管领导人担任总指挥，负责对全国突发事件应急处理的统一领导、统一指挥。

国务院卫生行政主管部门和其他有关部门，在各自的职责范围内做好突发事件应急处理的有关工作。

第四条　突发事件发生后，省、自治区、直辖市人民政府成立地方突发事件应急处理指挥部，省、自治区、直辖市人民政府主要领导人担任总指挥，负责领导、指挥本行政区域内突发事件应急处理工作。

县级以上地方人民政府卫生行政主管部门，具体负责组织突发事件的调查、控制和医疗救治工作。

县级以上地方人民政府有关部门，在各自的职责范围内做好突发事件应急处理的有关工作。

第五条　突发事件应急工作，应当遵循预防为主、常备不懈的方针，贯彻统一领导、分级负责、反应及时、措施果断、依靠科学、加强合作的原则。

第六条　县级以上各级人民政府应当组织开展防治突发事件相关科学研究，建立突发事件应急流行病学调查、传染源隔离、医疗救护、现场处置、监督检查、监测检验、卫生防护等有关物资、设备、设施、技术与人才资源储备，所需经费列入本级政府财政预算。

国家对边远贫困地区突发事件应急工作给予财政支持。

第七条　国家鼓励、支持开展突发事件监测、预警、反应处理有关技术的国际交流与合作。

第八条　国务院有关部门和县级以上地方人民政府及其有关部门，应当建立严格的突发事件防范和应急处理责任制，切实履行各自的职责，保证突发事件应急处理工作的正常进行。

第九条　县级以上各级人民政府及其卫生行政主管部门，应当对参加突发事件应急处理的医疗卫生人员，给予适当补助和保健津贴；对参加突发事件应急处理作出贡献的人员，给予表彰和奖励；对因参与应急处理工作致病、致残、死亡的人员，按照国家有关规定，给予相应的补助和抚恤。

第二章　预防与应急准备

第十条　国务院卫生行政主管部门按照分类指导、快速反应的要求，制定全国突发事件应急预案，报请国务院批准。

省、自治区、直辖市人民政府根据全国突发事件应急预案，结合本地实际情况，制定本行政区域的突发事件应急预案。

第十一条 全国突发事件应急预案应当包括以下主要内容：

（一）突发事件应急处理指挥部的组成和相关部门的职责；

（二）突发事件的监测与预警；

（三）突发事件信息的收集、分析、报告、通报制度；

（四）突发事件应急处理技术和监测机构及其任务；

（五）突发事件的分级和应急处理工作方案；

（六）突发事件预防、现场控制，应急设施、设备、救治药品和医疗器械以及其他物资和技术的储备与调度；

（七）突发事件应急处理专业队伍的建设和培训。

第十二条 突发事件应急预案应当根据突发事件的变化和实施中发现的问题及时进行修订、补充。

第十三条 地方各级人民政府应当依照法律、行政法规的规定，做好传染病预防和其他公共卫生工作，防范突发事件的发生。

县级以上各级人民政府卫生行政主管部门和其他有关部门，应当对公众开展突发事件应急知识的专门教育，增强全社会对突发事件的防范意识和应对能力。

第十四条 国家建立统一的突发事件预防控制体系。

县级以上地方人民政府应当建立和完善突发事件监测与预警系统。

县级以上各级人民政府卫生行政主管部门，应当指定机构负责开展突发事件的日常监测，并确保监测与预警系统的正常运行。

第十五条 监测与预警工作应当根据突发事件的类别，制定监测计划，科学分析、综合评价监测数据。对早期发现的潜在隐患以及可能发生的突发事件，应当依照本条例规定的报告程序和时限及时报告。

第十六条 国务院有关部门和县级以上地方人民政府及其有关部门，应当根据突发事件应急预案的要求，保证应急设施、设备、救治药品和医疗器械等物资储备。

第十七条 县级以上各级人民政府应当加强急救医疗服务网络的建设，配备相应的医疗救治药物、技术、设备和人员，提高医疗卫生机构应对各类突发事件的救治能力。

设区的市级以上地方人民政府应当设置与传染病防治工作需要相适应的传染病专科医院，或者指定具备传染病防治条件和能力的医疗机构承担传染病防治任务。

第十八条　县级以上地方人民政府卫生行政主管部门，应当定期对医疗卫生机构和人员开展突发事件应急处理相关知识、技能的培训，定期组织医疗卫生机构进行突发事件应急演练，推广最新知识和先进技术。

第三章　报告与信息发布

第十九条　国家建立突发事件应急报告制度。

国务院卫生行政主管部门制定突发事件应急报告规范，建立重大、紧急疫情信息报告系统。

有下列情形之一的，省、自治区、直辖市人民政府应当在接到报告 1 小时内，向国务院卫生行政主管部门报告：

（一）发生或者可能发生传染病暴发、流行的；

（二）发生或者发现不明原因的群体性疾病的；

（三）发生传染病菌种、毒种丢失的；

（四）发生或者可能发生重大食物和职业中毒事件的。

国务院卫生行政主管部门对可能造成重大社会影响的突发事件，应当立即向国务院报告。

第二十条　突发事件监测机构、医疗卫生机构和有关单位发现有本条例第十九条规定情形之一的，应当在 2 小时内向所在地县级人民政府卫生行政主管部门报告；接到报告的卫生行政主管部门应当在 2 小时内向本级人民政府报告，并同时向上级人民政府卫生行政主管部门和国务院卫生行政主管部门报告。

县级人民政府应当在接到报告后 2 小时内向设区的市级人民政府或者上一级人民政府报告；设区的市级人民政府应当在接到报告后 2 小时内向省、自治区、直辖市人民政府报告。

第二十一条　任何单位和个人对突发事件，不得隐瞒、缓报、谎报或者授意他人隐瞒、缓报、谎报。

第二十二条　接到报告的地方人民政府、卫生行政主管部门依照本条例规定报告的同时，应当立即组织力量对报告事项调查核实、确证，采取必要的控制措施，并及时报告调查情况。

第二十三条　国务院卫生行政主管部门应当根据发生突发事件的情况，及时向国务院有关部门和各省、自治区、直辖市人民政府卫生行政主管部门以及军队有关部门通报。

突发事件发生地的省、自治区、直辖市人民政府卫生行政主管部门，应当及时向毗邻省、自治区、直辖市人民政府卫生行政主管部门通报。

接到通报的省、自治区、直辖市人民政府卫生行政主管部门，必要时应当及时通知本行政区域内的医疗卫生机构。

县级以上地方人民政府有关部门，已经发生或者发现可能引起突发事件的情形时，应当及时向同级人民政府卫生行政主管部门通报。

第二十四条　国家建立突发事件举报制度，公布统一的突发事件报告、举报电话。

任何单位和个人有权向人民政府及其有关部门报告突发事件隐患，有权向上级人民政府及其有关部门举报地方人民政府及其有关部门不履行突发事件应急处理职责，或者不按照规定履行职责的情况。接到报告、举报的有关人民政府及其有关部门，应当立即组织对突发事件隐患、不履行或者不按照规定履行突发事件应急处理职责的情况进行调查处理。

对举报突发事件有功的单位和个人，县级以上各级人民政府及其有关部门应当予以奖励。

第二十五条　国家建立突发事件的信息发布制度。

国务院卫生行政主管部门负责向社会发布突发事件的信息。必要时，可以授权省、自治区、直辖市人民政府卫生行政主管部门向社会发布本行政区域内突发事件的信息。

信息发布应当及时、准确、全面。

第四章　应急处理

第二十六条　突发事件发生后，卫生行政主管部门应当组织专家对突发事件进行综合评估，初步判断突发事件的类型，提出是否启动突发事件应急预案的建议。

第二十七条　在全国范围内或者跨省、自治区、直辖市范围内启动全国突发事件应急预案，由国务院卫生行政主管部门报国务院批准后实施。省、自治区、直辖市启动突发事件应急预案，由省、自治区、直辖市人民政府决定，并向国务院报告。

第二十八条　全国突发事件应急处理指挥部对突发事件应急处理工作进行督察和指导，地方各级人民政府及其有关部门应当予以配合。

省、自治区、直辖市突发事件应急处理指挥部对本行政区域内突发事件应急处理工作进行督察和指导。

第二十九条　省级以上人民政府卫生行政主管部门或者其他有关部门指定的突发事件应急处理专业技术机构，负责突发事件的技术调查、确证、处置、控制和评价工作。

第三十条　国务院卫生行政主管部门对新发现的突发传染病，根据危害程度、流行强度，依照《中华人民共和国传染病防治法》的规定及时宣布为法定传染病；宣布为甲类传染病的，由国务院决定。

第三十一条　应急预案启动前，县级以上各级人民政府有关部门应当根据突发事件的实际情况，做好应急处理准备，采取必要的应急措施。

应急预案启动后，突发事件发生地的人民政府有关部门，应当根据预案规定的职责要求，服从突发事件应急处理指挥部的统一指挥，立即到达规定岗位，采取有关的控制措施。

医疗卫生机构、监测机构和科学研究机构，应当服从突发事件应急处理指挥部的统一指挥，相互配合、协作，集中力量开展相关的科学研究工作。

第三十二条　突发事件发生后，国务院有关部门和县级以上地方人民政府及其有关部门，应当保证突发事件应急处理所需的医疗救护设备、救治药品、医疗器械等物资的生产、供应；铁路、交通、民用航空行政主管部门应当保证及时运送。

第三十三条　根据突发事件应急处理的需要，突发事件应急处理指挥部有权紧急调集人员、储备的物资、交通工具以及相关设施、设备；必要时，对人员进行疏散或者隔离，并可以依法对传染病疫区实行封锁。

第三十四条　突发事件应急处理指挥部根据突发事件应急处理的需要，可以对食物和水源采取控制措施。

县级以上地方人民政府卫生行政主管部门应当对突发事件现场等采取控制措施，宣传突发事件防治知识，及时对易受感染的人群和其他易受损害的人群采取应急接种、预防性投药、群体防护等措施。

第三十五条　参加突发事件应急处理的工作人员，应当按照预案的规定，采取卫生防护措施，并在专业人员的指导下进行工作。

第三十六条　国务院卫生行政主管部门或者其他有关部门指定的专业技术机构，有权进入突发事件现场进行调查、采样、技术分析和检验，对地方突发事件的应急处理工作进行技术指导，有关单位和个人应当予以配合；任何单位和个人不得以任何理由予以拒绝。

第三十七条 对新发现的突发传染病、不明原因的群体性疾病、重大食物和职业中毒事件，国务院卫生行政主管部门应当尽快组织力量制定相关的技术标准、规范和控制措施。

第三十八条 交通工具上发现根据国务院卫生行政主管部门的规定需要采取应急控制措施的传染病患者、疑似传染病患者，其负责人应当以最快的方式通知前方停靠点，并向交通工具的营运单位报告。交通工具的前方停靠点和营运单位应当立即向交通工具营运单位行政主管部门和县级以上地方人民政府卫生行政主管部门报告。卫生行政主管部门接到报告后，应当立即组织有关人员采取相应的医学处置措施。

交通工具上的传染病患者密切接触者，由交通工具停靠点的县级以上各级人民政府卫生行政主管部门或者铁路、交通、民用航空行政主管部门，根据各自的职责，依照传染病防治法律、行政法规的规定，采取控制措施。

涉及国境口岸和入出境的人员、交通工具、货物、集装箱、行李、邮包等需要采取传染病应急控制措施的，依照国境卫生检疫法律、行政法规的规定办理。

第三十九条 医疗卫生机构应当对因突发事件致病的人员提供医疗救护和现场救援，对就诊患者必须接诊治疗，并书写详细、完整的病历记录；对需要转送的患者，应当按照规定将患者及其病历记录的复印件转送至接诊的或者指定的医疗机构。

医疗卫生机构内应当采取卫生防护措施，防止交叉感染和污染。

医疗卫生机构应当对传染病患者密切接触者采取医学观察措施，传染病患者密切接触者应当予以配合。

医疗机构收治传染病患者、疑似传染病患者，应当依法报告所在地的疾病预防控制机构。接到报告的疾病预防控制机构应当立即对可能受到危害的人员进行调查，根据需要采取必要的控制措施。

第四十条 传染病暴发、流行时，街道、乡镇以及居民委员会、村民委员会应当组织力量，团结协作，群防群治，协助卫生行政主管部门和其他有关部门、医疗卫生机构做好疫情信息的收集和报告、人员的分散隔离、公共卫生措施的落实工作，向居民、村民宣传传染病防治的相关知识。

第四十一条 对传染病暴发、流行区域内流动人口，突发事件发生地的县级以上地方人民政府应当做好预防工作，落实有关卫生控制措施；对传染病患者和疑似传染病患者，应当采取就地隔离、就地观察、就地治疗的措施。

对需要治疗和转诊的，应当依照本条例第三十九条第一款的规定执行。

第四十二条　有关部门、医疗卫生机构应当对传染病做到早发现、早报告、早隔离、早治疗，切断传播途径，防止扩散。

第四十三条　县级以上各级人民政府应当提供必要资金，保障因突发事件致病、致残的人员得到及时、有效的救治。具体办法由国务院财政部门、卫生行政主管部门和劳动保障行政主管部门制定。

第四十四条　在突发事件中需要接受隔离治疗、医学观察措施的患者、疑似患者和传染病患者密切接触者在卫生行政主管部门或者有关机构采取医学措施时应当予以配合；拒绝配合的，由公安机关依法协助强制执行。

第五章　法律责任

第四十五条　县级以上地方人民政府及其卫生行政主管部门未依照本条例的规定履行报告职责，对突发事件隐瞒、缓报、谎报或者授意他人隐瞒、缓报、谎报的，对政府主要领导人及其卫生行政主管部门主要负责人，依法给予降级或者撤职的行政处分；造成传染病传播、流行或者对社会公众健康造成其他严重危害后果的，依法给予开除的行政处分；构成犯罪的，依法追究刑事责任。

第四十六条　国务院有关部门、县级以上地方人民政府及其有关部门未依照本条例的规定，完成突发事件应急处理所需要的设施、设备、药品和医疗器械等物资的生产、供应、运输和储备的，对政府主要领导人和政府部门主要负责人依法给予降级或者撤职的行政处分；造成传染病传播、流行或者对社会公众健康造成其他严重危害后果的，依法给予开除的行政处分；构成犯罪的，依法追究刑事责任。

第四十七条　突发事件发生后，县级以上地方人民政府及其有关部门对上级人民政府有关部门的调查不予配合，或者采取其他方式阻碍、干涉调查的，对政府主要领导人和政府部门主要负责人依法给予降级或者撤职的行政处分；构成犯罪的，依法追究刑事责任。

第四十八条　县级以上各级人民政府卫生行政主管部门和其他有关部门在突发事件调查、控制、医疗救治工作中玩忽职守、失职、渎职的，由本级人民政府或者上级人民政府有关部门责令改正、通报批评、给予警告；对主要负责人、负有责任的主管人员和其他责任人员依法给予降级、撤职的行政处分；造成传染病传播、流行或者对社会公众健康造成其他严重危害后果的，依法给予开除的行政处分；构成犯罪的，依法追究刑事责任。

第四十九条　县级以上各级人民政府有关部门拒不履行应急处理职责的，由同级人民政府或者上级人民政府有关部门责令改正、通报批评、给予警告；对主要负责人、负有责任的主管人员和其他责任人员依法给予降级、撤职的行政处分；造成传染病传播、流行或者对社会公众健康造成其他严重危害后果的，依法给予开除的行政处分；构成犯罪的，依法追究刑事责任。

第五十条　医疗卫生机构有下列行为之一的，由卫生行政主管部门责令改正、通报批评、给予警告；情节严重的，吊销《医疗机构执业许可证》；对主要负责人、负有责任的主管人员和其他直接责任人员依法给予降级或者撤职的纪律处分；造成传染病传播、流行或者对社会公众健康造成其他严重危害后果，构成犯罪的，依法追究刑事责任：

（一）未依照本条例的规定履行报告职责，隐瞒、缓报或者谎报的；

（二）未依照本条例的规定及时采取控制措施的；

（三）未依照本条例的规定履行突发事件监测职责的；

（四）拒绝接诊患者的；

（五）拒不服从突发事件应急处理指挥部调度的。

第五十一条　在突发事件应急处理工作中，有关单位和个人未依照本条例的规定履行报告职责，隐瞒、缓报或者谎报，阻碍突发事件应急处理工作人员执行职务，拒绝国务院卫生行政主管部门或者其他有关部门指定的专业技术机构进入突发事件现场，或者不配合调查、采样、技术分析和检验的，对有关责任人员依法给予行政处分或者纪律处分；触犯《中华人民共和国治安管理处罚条例》，构成违反治安管理行为的，由公安机关依法予以处罚；构成犯罪的，依法追究刑事责任。

第五十二条　在突发事件发生期间，散布谣言、哄抬物价、欺骗消费者，扰乱社会秩序、市场秩序的，由公安机关或者工商行政管理部门依法给予行政处罚；构成犯罪的，依法追究刑事责任。

第六章　附　则

第五十三条　中国人民解放军、武装警察部队医疗卫生机构参与突发事件应急处理的，依照本条例的规定和军队的相关规定执行。

第五十四条　本条例自公布之日起施行。

参 考 文 献

［1］张淑芬，王国琴，曹琳. 实用临床护理操作规程——外科护理操作. 南京：东南大学出版社，2012.

［2］张淑芬. 实用临床护理操作规程——内科护理操作. 南京：东南大学出版社，2012.

［3］田玉凤，沈曙红. 实用临床护理指南. 2 版. 北京：人民军医出版社，2011.

［4］杜艳英，高竞生. 实用临床护理操作指南. 北京：北京大学医学出版社，2010.

［5］刘立，成颖. 实用伤口护理手册. 北京：人民军医出版社，2012.

［6］刘文织，李季春，胡卫国. 实用临床护理常规使用手册. 北京：军事医学科学出版社，2010.

［7］高玉芳，魏丽丽，修红. 临床实用护理技术. 北京：人民军医出版社，2010.

［8］黄行芝，刘庆，彭树兰. 临床护理实用手册. 北京：人民军医出版社，2011.

［9］丁淑贞. 临床护理工作规范管理流程手册. 北京：人民卫生出版社，2009.

［10］王景明，朱护峰. 医院管理新模式. 北京：人民军医出版社，2009.

［11］周辉. 实用临床护理应急手册. 西安：第四军医大学出版社，2010.

［12］马秀芝. 专科护理临床实用指导——儿科护理. 北京：北京科学技术出版社，2012.

［13］程丽莉. 实用基础护理手册. 上海：第二军医大学出版社，2010.

［14］梅桂萍，谢红珍，潘绍山. 现代护理管理流程与规范. 北京：人民军医出版社，2008.

［15］李继平. 护理管理学. 北京：人民卫生出版社，2008.